高等卫生职业教育创新教材

基础护理技术实训指导

（供护理及助产专业使用）

主　编　陈巧力　刘洪军

主　审　王慧玲

副主编　田芬霞　刘　霞　王杏敏　牛　杰

编　者　（以姓氏笔画为序）

于红霞（沧州医学高等专科学校）

马红霞（沧州市中心医院）

王杏敏（沧州医学高等专科学校）

牛　杰（沧州医学高等专科学校）

田芬霞（沧州医学高等专科学校）

刘　霞（沧州医学高等专科学校）

刘洪军（沧州市人民医院）

闫　冰（沧州医学高等专科学校）

李　娜（沧州医学高等专科学校）

张　冉（沧州医学高等专科学校）

张　静（沧州医学高等专科学校）

张喜平（沧州医学高等专科学校）

陈巧力（沧州医学高等专科学校）

高淑红（河北省沧州中西医结合医院）

董　楠（沧州医学高等专科学校）

谢秀茹（沧州医学高等专科学校）

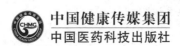

中国健康传媒集团

中国医药科技出版社

内 容 提 要

　　本教材是配合护理学类专业核心课程"基础护理技术"的实训教材,根据基础护理技术课程标准,结合中华人民共和国卫生行业标准以及《临床护理操作实践指南》文件精神,充分吸取和借鉴国内最新护理技术操作标准,同时参考全国职业院校护理专业技能大赛评分标准而编写的。内容涵盖了常用的二十九项基本护理技术操作项目,每一项护理技术以护理程序为框架,着重突出护理技能的评估计划、实施与评价。本教材配有相关规范化操作视频,具有适用范围广、可操作性强、可视性好及与实践紧密结合等特点。

　　本教材主要供高职高专院校护理、助产专业实训教学使用,也可作为护理、助产专业实习生、临床医护人员及其他有关人员自学和参考用书。

图书在版编目（CIP）数据

基础护理技术实训指导/陈巧力,刘洪军主编.—北京:中国医药科技出版社,2020.8
高等卫生职业教育创新教材
ISBN 978 - 7 - 5214 - 1937 - 5

Ⅰ.①基…　Ⅱ.①陈…　②刘…　Ⅲ.①护理 - 技术 - 高等职业教育 - 教材　Ⅳ. R472

中国版本图书馆 CIP 数据核字（2020）第 137447 号

美术编辑　陈君杞
版式设计　友全图文
出版　**中国健康传媒集团** | 中国医药科技出版社
地址　北京市海淀区文慧园北路甲 22 号
邮编　100082
电话　发行:010 - 62227427　邮购:010 - 62236938
网址　www.cmstp.com
规格　889 × 1194 mm $^1/_{16}$
印张　4 $^3/_4$
字数　113 千字
版次　2020 年 8 月第 1 版
印次　2024 年 2 月第 3 次印刷
印刷　大厂回族自治县彩虹印刷有限公司
经销　全国各地新华书店
书号　ISBN 978 - 7 - 5214 - 1937 - 5
定价　**39.00** 元

获取新书信息、投稿、为图书纠错,请扫码联系我们。

前 言

护理技能实训是整个护理教学工作中的重要组成部分，是训练和引导学生运用护理理论去解决各种临床护理问题，提高独立工作能力的重要阶段。依据护理专业人才培养目标及基础护理技术课程教学要求，编者在临床调研的基础上，结合中华人民共和国卫生行业标准以及《临床护理操作实践指南》相关精神，充分吸取和借鉴国内最新护理技术操作标准，同时参考全国职业院校护理专业技能大赛评分标准，将现代护理的基本理论、基本知识和基本技能相结合，确定了本实训指导的实训项目及操作标准。

本教材共包括 29 项常用基本护理技术操作项目，每一项护理技术以护理程序为框架，着重突出护理技能的评估计划、实施与评价，突破了传统操作重方法轻程序、重技能轻交流的弊端。除了纸质形式，还穿插应用数字媒体，通过扫描随文二维码，在移动终端上实现教材内容的拓展学习与练习。每个项目配有相应微课，可以进一步巩固实训项目涉及的相应概念、操作目的、适应证、操作方法及注意事项等；对每个操作项目的物品准备以图片形式呈现，方便学生合理有效摆放用物，增强无菌观念；为使学生对操作流程有整体认识，本教材拍摄了实训项目的完整操作流程，体现了教材的可视性、实用性、可读性和可操作性。本教材在编写过程中强调与国家护士执业资格考试有效衔接，使学生在掌握实践操作技能的同时，注重对学生护患沟通能力、分析解决问题的实际能力和人文关怀、爱岗敬业精神等方面能力的培养，满足高素质技术技能护理人才的教育需求。

在内容编排上，补充本专业的新知识、新技术、新流程和新方法，使训练与岗位应用有效对接，更加贴近临床岗位需求，并力求去粗存精、去旧增新，使教材既能满足当前护理教学工作的需求，又能体现护理学专业新进展，使学生更好适应临床实践。如结合护理行业标准"静脉治疗护理技术操作规范"编写了"密闭式静脉输液"技术，结合"动脉血气分析临床操作时间标准"编写了"动脉血标本采集"，结合了"成人气道分泌物的吸引专家共识"编写了"吸痰法"等。同时，借鉴全国职业院校护理专业技能大赛项目竞赛技术标准，细化了部分操作流程与扣分标准，如"鼻饲法""吸痰法""密闭式静脉输液""静脉留置针输液""心肺复苏技术"等。操作流程以详表形式同时出现，不仅描述了操作流程，还罗列出易错的扣分点，学生课前阅读，可在较短的时间内，对该项目操作流程有概括性的认识；在掌握了该项目的操作方法后，便于学生自练、自测，便于教师进行实训技能考试时对成绩的评定，做到了技能考试有标准可依、有据可查。

　　本教材系统完善、内容充实、联系实际、凸显重点、纸数结合，重视人文思政元素与护理学知识的结合，主要作为护理、助产专业学生实训指导，也可作为护理、助产专业实习生、临床医护人员及其他有关人员自学和参考用书。本书在编写过程中得到编者所在学校领导和医院专家的大力支持，在此谨表示诚挚的感谢！由于受编者能力所限，书中难免有疏漏和不足之处，恳请广大读者和专家批评指正。

编　者

2020 年 6 月

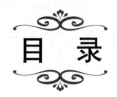

目　录

实训一 铺备用床（被套法）

铺备用床

物品准备

各种折叠方法

项目	评分标准	得分	扣分标准	扣分
素质要求 （2分）	1. 报告姓名、操作项目，语言流畅，仪表大方，轻盈矫健	1	紧张、不自然、语言不流畅	1
	2. 衣帽整洁，着装符合要求	1	衣、帽、鞋不整洁	1
评估、计划质量标准 （15分）	1. 评估：到床前评估，检查床、床垫完整性	3	评估不全面 未检查床屉 未检查床垫	1 1 1
	2. 洗手、戴口罩	3	未洗手 未戴口罩 操作者戴首饰	1 1 1
	3. 物品准备：床褥、大单、被套、棉被、枕套、枕芯，按使用顺序叠好	9	缺或多1项用物 放置顺序不对 用物落地1件	1 1 1
实施质量标准 （80分）	1. 携用物至床旁，移开床旁桌离床约20cm，移椅至床尾正中离床约15cm，用物按顺序放于椅上或车上	2	未移桌椅	2
	2. 翻转床垫（床头至床尾或近侧至远侧）	2	未翻转床垫	2
	3. 铺床褥、上缘齐床头	2	上缘未齐床头	2
	4. 铺大单：取大单放在床褥上，正面向上，中缝和床的中线对齐，分别散开	4	正面向下 中线偏斜>3cm	2 2
	5. 先铺床头，后铺床尾	2	顺序不正确	2
	6. 右手将床头的床垫一角托起，左手伸过床头中线将大单塞于床垫下，在距床头30cm处向上提起大单边缘，使其同床边垂直呈等边三角形	4	未包紧床头 折角手法不正确	2 2
	7. 以床沿为界，将三角形分为两半，上半覆盖于床上，下半三角形平整塞在床垫下，再将上半三角形翻下，塞于床垫下	3	角不平紧 角未呈斜角	2 1
	8. 至床尾，拉紧大单，左手托起床垫，右手握大单，同法铺好床角	7	未包紧床尾 折角手法不正确 角不平紧 角未呈斜角	2 2 2 1
	9. 沿床边拉紧大单中部边缘，然后双手掌心向上，呈扇形将大单塞于床垫下	2	大单不平紧有褶	2
	10. 转至对侧，同法铺大单	16	未包紧床头 折角手法不正确 角不平紧 角未呈斜角 未包紧床尾 折角手法不正确 角不平紧 角未呈斜角 大单不平紧有褶	2 2 2 1 2 2 2 1 2

续表

项目	评分标准	得分	扣分标准	扣分
实施质量标准（80分）	11. 套被套：将被套反面向外，齐床头对齐中线平铺于床上，分别向床尾、床两侧打开，开口端向床尾，中缝与床中线对齐。将棉胎平铺于被套上，上缘齐床头，将棉胎与被套一并自床头卷向床尾，再将被套开口端翻转至床头。（S形套被套法亦可）	8	反面向内 中线偏斜 >3cm 中线偏斜 >5cm 被套内外有皱褶 被头不充实	1 1 2 2 2
	12. 盖被上缘与床头齐，至床尾逐层拉平，系带	4	盖被上缘不齐床头 未逐个系带	2 2
	13. 铺成被筒，边缘向下和床沿齐，尾端向内与床尾齐	8	被头虚边 ±3cm 被角不充实 未折成被筒，两侧与床沿不齐 床尾不整齐	2 2 2 2
	14. 转至对侧同法铺好另一侧盖被	8	被头虚边 ±3cm 被角不充实 未折成被筒，两侧与床沿不齐 床尾不整齐	2 2 2 2
	15. 套枕套：于床尾套好枕套，使四角充满，开口背门，平放于床头	6	位置不正确 角不充实平整 开口对门 枕头未平放于床头	1 2 2 1
	16. 将床旁桌、椅放回原处，整理用物	2	桌椅放置不合理 未洗手	1 1
评价质量标准（3分）	1. 操作程序及手法正确、动作轻巧，节力，态度严肃、认真		操作程序不正确 不节力 动作声音过大	4 3 2
	2. 时间：7min（从移开床旁桌、椅至将床旁桌、椅放回原处）		超过1min 30s～1min （30s内不扣分）	2 1
	3. 口述铺备用床的目的	3	少一项内容	1

质量评价标准

铺备用床操作视频

实训二　铺麻醉床（被套法）

铺麻醉床

项目	评分标准	得分	扣分标准	扣分
素质要求（2分）	1. 报告姓名、操作项目，语言流畅，仪表大方，轻盈矫健	1	紧张、不自然、语言不流畅	1
	2. 衣帽整洁，着装符合要求	1	衣、帽、鞋不整洁	1
评估、计划质量标准（15分）	1. 评估：到床前评估，检查床、床垫完整性、病人麻醉方式、手术部位（准备一份病历），环境符合铺床要求	3	未检查床屉 未检查床垫 未评估病人	1 1 1
	2. 洗手、戴口罩	3	未洗手 未戴口罩 操作者戴首饰	1 1 1
	3. 物品准备：同备用床，另加橡胶单、中单各2块，按顺序折叠好	3	缺或多一项用物 放置顺序不对 用物落地1件	1 1 1
	4. 麻醉盘 ①无菌治疗巾内放置：开口器、压舌板、舌钳、牙垫、通气导管、治疗碗、镊子、输氧导管或鼻塞、吸痰管、纱布数块 ②无菌治疗巾外放置：血压计、听诊器、弯盘、手电筒、胶布、棉签、护理记录单、笔 ③必要时备物：输液架、吸痰器、氧气筒、胃肠减压器，天冷时备暖水袋、毛毯（口述）	6	缺或多一项 没备实物	1 2
实施质量标准（80分）	1. 携用物至床旁，移开床旁桌离床约20cm，移椅至床尾正中离床约15cm，用物按顺序放于椅上或车上	2	未移桌椅	2
	2. 翻转床垫（床头至床尾或近侧至远侧）	2	未翻转床垫	2
	3. 铺床褥、上缘齐床头	2	上缘未齐床头	2
	4. 铺大单：取大单放在床褥上，正面向上，中缝和床的中线对齐，分别散开	4	正面向下 中线偏斜>3cm	2 2
	5. 先铺床头，后铺床尾	2	顺序不正确	2
	6. 右手将床头的床垫一角托起，左手伸过床头中线将大单塞于床垫下，在距床头30cm处向上提起大单边缘，使其同床边垂直呈等边三角形	3	未包紧床头 折角手法不正确	2 1
	7. 以床沿为界，将三角形分为两半，上半覆盖于床上，下半三角形塞在床垫下，再将上半三角形翻下，塞于床垫下	3	角不平紧 角未呈斜角	2 1

物品准备

麻醉盘

麻醉盘无

菌巾内用物

续表

项目	评分标准	得分	扣分标准	扣分
实施质量标准（80分）	8. 至床尾，拉紧大单，左手托起床垫，右手握大单，同法铺好床角	4	未包紧床尾 折角手法不正确 角不平紧 角未呈斜角	1 1 1 1
	9. 沿床边拉紧大单中部边缘，然后双手掌心向上，呈扇形将大单塞于床垫下	1	大单不平紧有褶	1
	10. 铺橡胶单、中单，逐层将橡胶单及中单铺于床上，上端距床头 45~50cm，中线对齐。下垂部分一并塞于床垫下	6	未逐层铺橡胶单、中单 橡胶单、中单上端与床头距离偏差>5cm 中线偏斜>3cm 正面向下	1 2 2 1
	11. 将另一橡胶单和中单对好中线上端和床头齐，下端压在中部橡胶单和中单上，边缘塞入床垫下	6	铺法不正确 未逐层铺橡胶单、中单 上端未齐床头 中线偏斜>3cm 正面向下	1 1 1 2 1
	12. 转至对侧，依次铺好大单、橡胶单、中单	20	同上述操作	
	13. 套被套：将被套反面向外，齐床头对齐中线平铺于床上，分别向床尾、床两侧打开，开口端向床尾，中缝与床中线对齐。将棉胎平铺于被套上，上缘齐床头，将棉胎与被套一并自床头卷向床尾，再将被套开口端翻转至床头。（S形套被套法亦可）	8	反面向内 中线偏斜>3cm 中线偏斜>5cm 被套内外有皱褶 被头不充实	1 2 3 2 2
	14. 盖被上缘与床头齐，至床尾逐层拉平，系带	2	盖被上缘未齐床头 未逐个系带	1 1
	15. 两侧边缘向内反折与床沿齐，尾端向内折与床尾齐	4	两侧未与床沿齐 床尾不整齐	2 2
	16. 将盖被呈扇形三折叠于一侧床边，开口处向门	3	盖被未三折于床一侧 开口背门	1 2
	17. 套枕套：于床尾套好枕套，使四角充满，开口背门，立于床头	5	套枕套位置不正确 四角不充实平紧 开口向门 枕头未立于床头	1 2 1 1
	18. 床旁桌放回原处，椅子放于折叠被同侧	1	桌椅放置不合理	1
	19. 从治疗室取出麻醉盘置于床旁桌上，整理用物，洗手	2	未放麻醉盘或放置不合理 不洗手	1 1
评价质量标准（3分）	1. 操作程序及手法正确、动作轻巧，节力，态度严肃、认真		操作程序不正确 不节力 反铺一单	4 2 2
	2. 时间：9min（从移开床旁桌至将床旁桌放回原处）		超过1min 30s~1min 30s内不扣分	2 1
	3. 口述：麻醉盘内用物	3	少一项	1

铺麻醉床
操作视频

实训三 无菌技术基本操作

无菌技术
基本操作

项目	评分标准	得分	扣分标准	扣分
素质要求 (2分)	1. 报告姓名、操作项目，语言流畅，仪表大方，轻盈矫健	1	紧张、不自然、语言不流畅	1
	2. 衣帽整洁，着装符合要求。（长袖工作服、圆帽）	1	衣、帽、鞋不整洁	1
评估、计划质量标准 (11分)	1. 评估：选择清洁、干燥、平坦、宽敞的操作环境，擦拭操作台	2	未评估环境 未擦拭操作台	1 1
	2. 洗手、戴口罩	3	未洗手 未戴口罩 操作者戴首饰	1 1 1
	3. 物品准备：治疗盘、无菌持物钳包、无菌持物镊包、无菌溶液（玻璃瓶装或塑料装均可）、无菌治疗巾包（两块治疗巾）、无菌纱布罐、无菌治疗碗包2个、弯盘、纱布数块、一次性无菌手套、笔、标签纸	6	未评估无菌物品 少或多一项用物	2 1
实施质量标准 (82分)	1. 将治疗盘放在操作台上。按要求检查无菌持物钳包和无菌持物镊包后打开，将钳罐、镊罐放于操作台上，记录打开时间、记录打开日期及时间。（口述：有效期4h）	3	打包时未遵循无菌原则 未记录打开时间、记录错误或未口述有效期	2 1
	2. 按要求检查核对无菌治疗巾包化学指示带，逐层打开	5	打开无菌包方法不正确 污染包皮	2 3
	3. 用无菌持物钳夹取无菌治疗巾一块放入治疗盘内	5	使用持物钳方法不正确 持物钳前端不闭合 手臂跨越无菌区	1 1 3
	4. 取放无菌持物钳时，钳端应闭合，不可触及容器口缘及外壁，使用无菌持物钳时保持钳端向下，用后立即放回，及时封盖	4	钳端倒置 钳端触及容器边缘 用后未及时封盖	1 2 1
	5. 未用完的无菌巾，应按原折包好，注明开包日期与时间（口述：有效期24h）	6	包包顺序不对 未注明开包日期及时间或记录错误 包包过程污染 未口述	1 1 3 1
	6. 双手握住治疗巾上层两角外面，轻轻抖开，由近向对侧方向铺于治疗盘上，内面为无菌面	4	开无菌巾方法错误 污染一次	1 3
	7. 上层半幅呈扇形折到对面，开口缘向外，露出无菌区	2	治疗巾扇形折叠错 开口未向外	1 1
	8. 按要求检查无菌治疗碗包，将包托在手上打开，一手将包布四角抓住，将无菌治疗碗放入已铺好的无菌盘内	6	污染无菌治疗碗 放入无菌盘污染	3 3

物品准备

项目	评分标准	得分	扣分标准	扣分
实施质量标准（82分）	9. 打开无菌纱布罐，将盖内面向上平放桌上，用无菌持物镊夹出数块纱布后立即盖严	7	有盖容器开盖、放置方法错误 容器盖未盖严 跨越无菌区	2 2 3
	10. 取放无菌持物镊时，前端应闭合，不可触及容器口缘及外壁，使用无菌持物镊时保持前端向下，用后立即放回	3	持物镊使用错误 触及容器边缘	2 1
	11. 放好无菌物品后，将上层无菌巾盖好，边缘对齐，并将开口处向上翻折两次，两侧边缘向下翻折一次，注明铺盘内容物名称、铺盘时间（口述：有效期4h）	4	折叠无菌巾方法不正确 各边缘未对齐 未注明铺盘时间或记录时间错误 未口述	1 1 1 1
	12. 按要求检查无菌治疗碗包，将包托在手上打开，一手将包布四角抓住，将无菌治疗碗放在操作台上	4	打开无菌包方法不正确 污染无菌治疗碗	1 3
	13. 取用无菌溶液时，先擦去尘土（或拆掉外包装），仔细检查核对溶液后，打开瓶盖（开启玻璃瓶时，示指、拇指将瓶盖边缘向上翻起），手不能触及瓶口及盖的内面	6	未擦尘土 未检查瓶签 未检查瓶口松紧及瓶颈、瓶体、瓶底情况 未检查药物质量 开瓶方法不正确 手触及瓶口及瓶盖内面	1 1 1 1 1 1
	14. 瓶签向上握于掌心，先倒出少许溶液冲洗瓶口（倒入弯盘内），再由原处将溶液倒入无菌治疗碗内	4	瓶签向下 未冲洗瓶口或范围小 未在冲洗处倒液 冲洗瓶口的液体未倒弯盘内	1 1 1 1
	15. 持无菌治疗碗时，应托其底部，手不能触及容器的内面及边缘	2	触及内面及边缘	2
	16. 检查一次性无菌手套的号码及灭菌日期，是否潮湿破损	1	未检查、核对	1
	17. 一手掀起口袋开口处，另一手捏住手套翻折部分（手套内面），取出手套对准五指戴好。未戴手套的手掀起另一口袋处，用已戴好手套的手，插入另一手套的翻边内面（手套外面）对准五指戴好（双手不得低于腰部、高于肩部）	9	戴手套方法不对 戴不好（卷边） 污染一次 撕破手套 双手低于腰部、高于肩部	1 2 3 3 2
	18. 将手套的翻转处套在工作服袖上（口述：用生理盐水冲掉手套上的滑石粉）	2	手套未套在工作服上 未口述	1 1
	19. 操作完毕（口述：洗净手套上的污物），然后用戴手套手捏住另一手套的外面翻转脱下，已脱下手套的手指插入另一手套口内，将其翻转脱下	2	未口述 脱手套方法不对	1 1
	20. 清理用物及环境，应消毒物品分类处理，洗手，可继续使用的放回无菌柜	3	清理用物不符合要求 物品未分类处理 未洗手	1 1 1 1 1

续表

项目	评分标准	得分	扣分标准	扣分
评价质量标准（5分）	1. 用物摆放合理、操作有序，无菌观念强		用物摆放不方便操作 无菌观念极差，多次污染	2 3
	2. 时间：10min（从将治疗盘放操作台开始至整理用物止）		超过1min	1
	3. 口述无菌技术操作原则	5	缺一项	1

无菌技术基
本操作视频

实训四　穿脱隔离衣

穿脱隔离衣

物品准备

项目	评分标准	得分	扣分标准	扣分
素质要求（2分）	1. 报告姓名、操作项目，语言流畅，仪表大方，轻盈矫健	1	紧张、不自然、语言不流畅	1
	2. 衣帽整洁，着装符合要求	1	衣、帽、鞋不整洁	1
评估、计划质量标准（8分）	1. 评估：隔离衣大小，有无破损，是否干燥。评估环境（口述）	2	未口述 口述不全	2 1
	2. 洗手、戴口罩、帽子、剪指甲	3	未洗手 未戴口罩 操作者戴首饰	1 1 1
	3. 备物：洗手用具、无菌隔离衣、污染隔离衣存放处	3	缺一物	1
实施质量标准（85分）	穿隔离衣法			
	1. 取下手表、卷袖过肘	3	未取下手表 卷袖未过肘	1 2
	2. 取出隔离衣，手持衣领	3	避免隔离衣被污染	3
	3. 将衣领向外反折，对齐肩缝，露出袖笼	3	衣领未反折	3
	4. 左手伸入袖内向上抖，右手将衣领向上拉，露出全手	3	手触及隔离衣外面	3
	5. 依法穿好另一袖	3	手触及隔离衣外面	3
	6. 两手上举，将衣袖尽量抖至腕关节以上	3	手触及隔离衣外面	3
	7. 两手持衣领由领子中央顺边缘向后，结好领扣	3	衣袖触及面部、衣领	3
	8. 结好袖扣	3	忘系一侧袖扣 袖口未系牢	2 1
	9. 用手将隔离衣的两边向前拉，直至看到两侧边缘	3	手触及隔离衣内面或衣领	3
	10. 捏住两侧边缘面对齐。向一侧方向按压折叠	6	背部未完全覆盖 腰带未完全覆盖	3 3
	11. 在前面打活结系好腰带，两臂屈肘。（口述：进行隔离技术操作）	3	未系腰带活结 未口述	2 1

续表

项目	评分标准	得分	扣分标准	扣分
	脱隔离衣法			
实施质量标准（85分）	12. 解开腰带的活结，将带子稍松塞于腰带前面两侧	8	不松腰带活结 腰带塞不紧松脱	4 4
	13. 在肘部将部分袖子塞入工作服袖下暴露双手及前臂	5	衣袖塞不好一侧 袖口缘污染手一侧	2 3
	14. 刷手两次（一遍全刷，二遍口述，时间共2min），擦干双手。刷手顺序：前臂→腕部→手背→手掌→手指→指缝→指甲	9	刷洗方法不对 时间不足1min 隔离衣触及水盆 不用清水洗净 不擦干手 衣袖脱下	2 1 3 1 1 1
	15. 解开衣领	3	手触及隔离衣外面	3
	16. 一手伸入另一袖内拉下衣袖，包住手	4	手不在袖内拉下衣袖	4
	17. 用遮盖住的手，拿取另一袖外面拉下包住手	4	手污染一次 方法不对	2 2
	18. 两手于袖内拉开腰带	4	方法不对 腰带缠绕污染工作服	2 2
	19. 两手退出	3	手触及隔离衣外面	3
	20. 手持衣领污染面向内卷好，投入污衣袋内。摘掉口罩、帽子	6	污染手及工作服 未完全包裹污染面	3 3
	21. 洗手，整理衣袖、帽子	3	未洗手 未整理衣袖、帽子	1 2
评价质量标准（5分）	1. 操作程序正确，隔离观念强		操作不熟练 顺序颠倒 污染超过5次	3 1 4
	2. 时间：6min（从取下手表至投入污衣袋中）		每超时30s	1
	3. 口述穿脱隔离衣的注意事项	5	错误一处	1

穿脱隔离衣
操作视频

实训五 口腔护理（非昏迷病人）

口腔护理

物品准备

项目	评分标准	得分	扣分标准	扣分
素质要求（2分）	1. 报告姓名、操作项目，语言流畅，仪表大方，轻盈矫健	1	紧张、不自然、语言不流畅	1
	2. 衣帽整洁，着装符合要求	1	衣、帽、鞋不整洁	1
评估、计划质量标准（14分）	1. 评估：核对床号、姓名，向病人作好解释工作，评估病情、口腔情况、自理能力	3	未核对 未询问病人 未检查口腔	1 1 1
	2. 洗手、戴口罩	3	未洗手未戴口罩 操作者戴首饰	2 1
	3. 物品准备 ①无菌口护包内放置：治疗碗2个（内放棉球、压舌板、弯血管钳、镊子）、弯盘、治疗巾、纱布 ②无菌口护包外放置：温开水、漱口液、吸水管、棉签、石蜡油、手电筒、口腔溃疡用药 ③必要时备开口器（口述）	8	缺或多一项用物	1
实施质量标准（74分）	1. 将用物携至床旁桌上，核对床号、姓名，向病人解释	4	未核对病人 解释欠妥，态度不好	2 2
	2. 打开口护包，配制棉球，清点棉球，准备漱口水（温开水）	4	棉球湿度不适宜 未准备漱口水 未口述	2 1 1
	3. 病人取侧卧位或仰卧位头偏向一侧，面向护士。取治疗巾围颈下及枕上（双层保护枕头），弯盘放于口角旁	3	卧位不舒适 治疗巾放置不合理 弯盘放置不正确	1 1 1
	4. 湿润口唇、口角，协助病人用吸水管吸漱口水漱口（温开水），用纱布擦去口角处水渍	3	未湿润口唇、口角 未托头抬弯盘吐漱口水 未擦口唇、口角	1 1 1
	5. 用手电筒、压舌板检查口腔有无出血、溃疡及活动牙齿（口述取出义齿）	2	未检查口腔各部 未口述取出义齿	1 1
	6. 嘱病人张口，用压舌板撑开左侧颊部，咬合上下齿	3	未正确使用压舌板、止血钳	3
	7. 用血管钳夹取棉球，沿牙缝纵向擦洗牙齿左上外侧面、左下外侧面，由内洗向门齿	4	夹取棉球方法不正确 动作不准确、轻巧	2 2
	8. 用左侧同法擦洗右外侧面	4	夹取棉球方法不正确 动作不准确、轻巧	2 2
	9.（不用压舌板）嘱病人张开上下齿，按顺序擦洗牙齿左上内侧、左上咬合面、左下内侧、左下咬合面，均由内洗向门齿（其中左上内侧、左下内侧应沿牙缝纵向擦洗，咬合面应螺旋擦洗）	6	与病人交流欠佳 操作方法不正确 顺序不正确	2 2 2

续表

项目	评分标准	得分	扣分标准	扣分
实施质量标准（74分）	10. 以弧形擦洗左侧颊部（用压舌板）	4	擦洗方法不正确	4
	11. 用左侧同法擦洗右侧颊部	9	扣分标准同左侧颊部	9
	12. 擦洗硬腭部、舌面及舌下（口述勿触及咽部，以免引起恶心）	8	漏擦一处 未口述	2 2
	13. 擦洗完毕，协助病人用吸水管吸漱口水漱口，用纱布拭去病人口角处的水渍	4	未漱口 未及时拭干口角	2 2
	14. 用手电筒检查口腔（口述：观察口腔是否擦洗干净，有无炎症、溃疡等，有溃疡涂口腔溃疡用药）	4	检查不到位 口述不准确	2 2
	15. 口唇干燥涂石蜡油或润唇膏（口述）	2	未口述涂石蜡油	2
	16. 撤去弯盘，撤去治疗巾	4	未及时撤去治疗巾 未及时撤去弯盘	2 2
	17. 安置病人躺卧舒适，整理床单位。分类整理用物，洗手后放回保留物品。（口护包内物品放回包内，棉球倒掉）	6	未安置躺卧舒适 未整理床单位 未分类整理物品 不洗手	1 2 2 1
评价质量标准（10分）	1. 口述口腔护理的目的及七种常用漱口溶液	10	口述目的少一项 口述漱口液少一项	1 1
	2. 操作中所用棉签、棉球均放于弯盘内		污物放置不合理	3
	3. 每个棉球只用1次，钳、镊不得相触		未按要求换棉球 钳、镊相触	1 1
	4. 程序、手法正确，操作熟练，动作轻巧		顺序颠倒 动作粗暴 物品掉地 手法不正确 口腔未清洁	1 2 1 3 3
	5. 沟通恰当，指导正确，态度和蔼		指导不到位 没指导	2 4
	6. 时间：10min（从病人摆放卧位至整理好床单位）		每超时1min	2

口腔护理
操作视频

卧床病人
更换床单

物品准备

实训六　卧床病人更换床单

项目	评分标准	得分	扣分标准	扣分
素质要求 (2分)	1. 报告姓名、操作项目，语言流畅，仪表大方，轻盈矫健	1	紧张、不自然、语言不流畅	1
	2. 衣帽整洁，着装符合要求	1	衣、帽、鞋不整洁	1
评估、计划质量标准 (13分)	1. 评估：核对床号、姓名、腕带，向病人作好解释工作。了解病人身体状况：意识状态，活动能力，配合程度，皮肤状况，引流管情况，是否需要便器。评估环境：病室内无病人治疗或进餐，酌情关闭门窗（口述）	3	未核对，未解释 未评估	1 2
	2. 洗手、戴口罩	3	未洗手 未戴口罩 操作者戴首饰	1 1 1
	3. 物品准备：大单、中单、被套（系带式）、枕套、床刷、床刷套（一次性）、护理车、核对卡。必要时备清洁衣裤、便器（口述）	7	缺或多一项用物	1
实施质量标准 (85分)	1. 将用物携至床旁，核对床号、姓名、腕带，向病人解释	3	未核对病人 解释不合理，态度欠妥	2 1
	2. 移开床旁桌离床约20cm，移椅至床尾正中约15cm，将清洁用物放于床尾椅上或治疗车上，松开床尾盖被，酌情拉起对侧床档（口述）	2	未移桌椅	2
	3. 协助病人翻身侧卧，枕头移向对侧，观察病人背部皮肤情况	4	体位不舒适 未移枕头 未观察背部皮肤情况	1 1 2
	4. 松开近侧各层床单，将污中单向上卷塞于病人身下	2	卷单方法不正确	2
	5. 扫净橡胶中单并搭于病人身上，将污大单向上卷塞于病人身下	2	未扫橡胶中单 卷单方法不正确	1 1
	6. 采用湿式方法扫净褥垫，并拉平	4	未从上至下、由内至外清扫 未将褥垫拉平	2 2
	7. 将清洁大单中线与床中线对齐展开，将对侧半幅大单向下（内），卷塞于病人身下，近侧半幅按床头、床尾、中部的顺序先后拉紧铺好，塞于床垫下，表面平整，无皱褶。大单包斜角，手法规范，各角平整，无松散	10	大单不平 正面向下 未包紧床头、床尾 角不平 角未成斜角 中线偏离>3cm 远侧大单未卷 卷单方法不正确	1 1 2 1 1 2 1 1

续表

项目	评分标准	得分	扣分标准	扣分
实施质量标准（85分）	8. 放平橡胶中单，铺中单，对侧半幅中单向下（内）卷塞于病人身下，近侧中单同橡胶单一并拉紧塞于床垫下，表面平整、无皱褶	8	中线偏离>3cm 远侧中单未卷至病人身下 中单未塞紧 橡胶单不平、外露 正面向下	2 1 2 2 1
	9. 移枕至近侧，协助病人翻身侧卧于更换好一侧，观察病人皮肤情况，酌情拉起近侧床档（口述）	4	体位不舒适 未移枕头 未观察背部皮肤情况	1 1 2
	10. 护士转至对侧，放下床档（口述），松开对侧各层床单，将污中单向上卷，取出放污物袋内	2	卷单方法不正确	2
	11. 扫净橡胶中单搭于病人身上，将污大单向上卷从病人身下取出，放污物袋内	2	未扫橡胶中单 卷单方法不正确	1 1
	12. 采用湿式方法扫净床褥，并拉平	4	未从上至下、由内至外清扫 未将褥垫拉平	2 2
	13. 自病人身下将清洁大单展开铺好，表面平整、紧实、无皱褶，大单包角手法规范，各角平整，无松散	6	大单不平 未包紧床头、床尾 角不平 角未成斜角	1 2 2 1
	14. 铺好橡胶中单与中单一并拉紧塞于床垫下，表面平整、无皱褶	5	未塞紧 橡胶单不平、外露 正面向下	2 2 1
	15. 移枕于床正中，协助病人平卧	2	体位不舒适	2
	16. 松开被筒，解开被套系带，将污被套自尾端向床头反折于病人身上，暴露棉胎，嘱病人握住盖被两上角，将盖被平铺于病人身上	2	未松开被筒 棉胎接触被套污染面	1 1
	17. 取清洁被套（反面向外），平铺于棉胎上，较少暴露病人	2	暴露过多 正面向外	1 1
	18. 一手伸入清洁被套内，抓住被套和棉胎上端一角，翻转清洁被套，同法翻转另一角	4	方法不正确	4
	19. 整理被头端，向下拉平棉胎和被套，棉胎平整，同时撤污被套，放污物袋内，系好被套系带	6	未拉平 被头不充盈 未逐个系带 操作时被套遮住病人口鼻	1 2 2 1
	20. 将被折成筒状，被筒对称，两侧与床沿齐，被尾整齐，中线正，内外无皱褶	6	被中线偏移>3cm 未齐床沿 被尾不整齐	2 2 2
	21. 取出枕芯，换枕套，整理枕头，四角充实，枕套开口背门，放于病人头下	3	四角不充实 开口向门	2 1
	22. 协助病人取舒适卧位，移回床旁桌椅，整理床单位，洗手	2	未移回床旁桌椅 未洗手	1 1

续表

项目	评分标准	得分	扣分标准	扣分
评价质量标准	1. 程序正确，动作规范，操作熟练，手法轻稳，运用节力原则，无多余往返，无零碎动作		操作程序不正确 不节力	4 2
	2. 沟通恰当，指导正确，态度和蔼		指导不到位 没指导	2 4
	3. 操作过程未暴露病人，注意保护病人隐私，体现人文关怀		暴露病人	2
	4. 时间：15min（从移开床旁桌至整理床单位）		每超时1min 30s~1min 30s内不扣分	2 1

卧床病人更
换床单操作
视频

实训七 鼻饲法

鼻饲法

项目	评分标准	得分	扣分标准	扣分
素质要求 (2分)	1. 报告姓名、操作项目，语言流畅，仪表大方，轻盈矫健	1	紧张、不自然、语言不流畅	1
	2. 衣帽整洁，着装符合要求	1	衣、帽、鞋不整洁	1
评估、计划质量标准 (13分)	1. 评估：查对床号、姓名、腕带，向病人作好解释，评估病人病情、合作程度、鼻腔情况	3	未核对、未解释 未评估病情 未检查鼻腔	1 1 1
	2. 洗手、戴口罩	3	未洗手 未戴口罩 操作者戴首饰	1 1 1
	3. 物品准备 治疗盘内放置：①无菌鼻饲包1个，内备胃管1条、治疗碗2个、石蜡油棉球、纱布、弯盘、压舌板、镊子1把、治疗巾1块；②鼻饲饮食200ml（38～40℃）、50ml注射器、水温计、温开水；③棉签、胶布、别针、橡胶圈、听诊器、手电筒、乙醇或松节油、弯盘、手套、记录单、笔、手消毒液	7	缺或多一种用物	1
实施质量标准 (80分)	1. 备齐用物，携至病人床旁，向病人及家属解释鼻饲法的目的、过程及配合方法	4	未核对 解释语言不恰当 态度不和蔼	2 1 1
	2. 根据病情采取合适卧位，将治疗盘内用物携至床头桌上，打开鼻饲包，撤去外层包布，打开内层无菌治疗巾三层扇形向外展开，开口向外	2	体位不正确 打包方法不正确	1 1
	3. 铺治疗巾于病人颌下，准备胶布，检查病人剑突位置，并折角做标记，放弯盘	4	围巾方法不正确 未准备胶布 未准备温开水 未做标记	1 1 1 1
	4. 用棉签蘸取温开水清洁病人两侧鼻腔，戴手套，摆放物品，准备石蜡油纱布，打开注射器检查胃管	4	未清洁鼻腔 摆放物品不准确 未准备石蜡油纱布 未检查胃管	1 1 1 1
	5. 测量胃管应插入的长度（发际至剑突或鼻尖经耳垂至剑突），一般成人长度为45～55cm，并做标记	6	测量手法不正确 未标记 未口述长度	3 1 2
	6. 用石蜡油纱布润滑胃管前端15～20cm	1	润滑长度不合理	1
	7. 一手托住胃管，另一手用镊子夹住胃管，托胃管手在后，夹胃管手在前，沿一侧鼻孔先向上平行再向后下缓慢插入	6	持管方法不正确 插入方法不正确	3 3

物品准备

续表

项目	评分标准	得分	扣分标准	扣分
实施质量标准（80分）	8. 至咽部时（14~16cm），嘱病人作吞咽动作，顺势将胃管插入，直至预定长度	6	未边口述边操作 手法不正确 插入深度不正确	2 2 2
	9. 若插入不畅，嘱病人张口，检查胃管是否盘在口中，若有应回抽一段，再小心插入（边口述边操作）	2	未口述 操作不正确	1 1
	10. 插管过程中，若病人出现剧烈恶心、呕吐，可暂停插入，嘱病人深呼吸，缓解后再插入。若病人出现呛咳、呼吸困难、发绀等，可能误入气管，应立即拔出，休息片刻后再重新插入（口述）	4	未口述暂停插入，嘱病人深呼吸 未口述拔管，休息片刻后再重新插入	2 2
	11. 用胶布初步固定于鼻翼，防止滑出	1	未固定	1
	12. 证实胃管在胃内：①连接注射器于胃管末端进行抽吸，抽出胃液；②将听诊器置于胃部，快速经胃管向胃内注入10ml空气，在胃部听到气过水声；③将胃管末端放入治疗碗水中无气泡逸出	6	未选择一项操作 未口述其他两项	2 4
	13. 证实胃管在胃内后，撤去弯盘，脱手套，再次用胶布固定胃管于面颊部	3	未固定、合理舒适 未脱手套 固定不合理	1 1 1
	14. 准备鼻饲饮食，测温	1	未口述温度	1
	15. 用注射器先注入胃内少量温开水以润滑胃管，然后再注入鼻饲饮食200ml。再注入少量温开水，冲洗胃管	6	未冲管 未注食 未冲洗	1 4 1
	16. 将胃管末端反折用纱布包好，再用橡皮圈扎紧，用别针妥善固定病人衣领或枕头上。胃管标识注明管道名称、插管日期和时间、操作者姓名、插管长度	3	未反折包裹严密 未系紧固定 未贴管路标识	1 1 1
	17. 嘱病人维持原卧位20~30min，口述整理床单位，整理用物（不撤治疗巾，分类处理，消毒备用）	4	嘱咐不恰当 未口述整理 未分类消毒	1 1 2
	18. 洗手，记录插管时间、饮食的种类和量、病人反应	2	未洗手 未记录鼻饲及病人反应	1 1
	19. 拔管：核对病人，解释目的，准备纱布，打开别针，轻轻揭去胶布，戴手套，弯盘置于病人颌下，一手夹紧胃管末端，另一手用纱布包裹近鼻孔处的胃管，嘱病人深呼吸，在病人呼气时拔管。边拔边用纱布擦胃管，到咽喉处快速拔出，将胃管放入车下医疗垃圾桶内，脱手套	6	未核对解释 未揭胶布 未戴手套 未用纱布包裹 拔管方法不正确 未脱手套	1 1 1 1 1 1
	20. 清洁病人口腔、鼻腔及面部，擦去胶布痕迹，撤下治疗巾，取舒适卧位，整理床单	4	未清洁彻底 未撤治疗巾 未取舒适卧位及清理床单位	1 1 2
	21. 整理用物，分类消毒	3	未整理用物 未分类消毒	1 2
	22. 洗手，记录拔管时间及病人反应	2	未洗手 未记录拔管时间及病人反应	1 1

续表

项目	评分标准	得分	扣分标准	扣分
评价质量标准（5分）	1. 操作熟练，动作轻巧，手法正确，与病人沟通恰当		操作不熟练 沟通不恰当	1 1
	2. 确保插管于胃内，无脱出		胃管每脱出一次	1
	3. 时间10min（从备齐用物，携至病人床旁开始至协助病人取舒适卧位，整理床单位止）		每超过1min	1
	4. 理论提问：昏迷病人插管的方法；鼻饲注意事项	5	缺一项	1

鼻饲法
操作视频

实训八 女病人留置导尿术

女病人留置
导尿术

物品准备

项目	评分标准	得分	扣分标准	扣分
素质要求（2分）	1. 报告姓名、操作项目，语言流畅，仪表大方，轻盈矫健	1	紧张、不自然、语言不流畅	1
	2. 衣帽整洁，着装符合要求	1	衣、帽、鞋不整洁	1
评估、计划质量标准（11分）	1. 评估：确认医嘱，查对床号、姓名、腕带。评估病情、自理能力、合作程度、膀胱充盈度。先让病人清洗外阴，如系重病人应由护士给予洗净（口述）	4	未查对 未评估 未口述 语言不自然	1 1 1 1
	2. 洗手、戴口罩	3	未洗手 未戴口罩 操作者戴首饰	1 1 1
	3. 物品准备 治疗盘内放置：一次性无菌导尿包、一次性治疗巾、浴巾（口述：必要时备屏风）	4	缺或多一种用物	1
实施质量标准（82分）	1. 备齐用物携至病人床旁，查对床号、姓名、手腕带。说明目的，向病人作好解释工作，以取得病人合作	2	未查对 解释不合理	1 1
	2. 口述：关好门窗，用屏风遮挡病人	2	未口述	1
	3. 松开床尾盖被	1	动作不轻巧	1
	4. 嘱病人仰卧，脱去对侧裤腿盖在近侧腿上，屈膝、双腿略外展，对侧腿用被盖，近侧腿用毛毯盖好，露出外阴，将治疗巾垫于病人臀下	4	脱裤方法错误、粗暴 体位不对 暴露病人过多 未铺治疗巾	1 1 1 1
	5. 检查并打开无菌导尿包，取出弯盘（内有碘伏棉球、镊子）置于近外阴处	8	未铺治疗巾 未查无菌导尿包 未置弯盘 导尿包污染	1 2 2 3
	6. 左手戴一次性手套，右手持血管钳夹碘伏棉球，由上而下，由外向里按顺序依次擦洗阴阜及大阴唇，再以左手拇、示指分开大阴唇，擦洗小阴唇及尿道口至肛门（每个棉球只用1次）	6	顺序颠倒 棉球重复使用 消毒有空白区 未擦至肛门	1 2 2 1
	7. 将用后的棉球及一次性手套放置于床尾污物袋内	1	用物未置床尾	1
	8. 告知病人需再次消毒，肢体勿动，避免污染。将无菌导尿包放置于两腿之间，打开导尿包	6	未告知病人 导尿包污染 未在病人两腿之间打开导尿包	1 3 2

续表

项目	评分标准	得分	扣分标准	扣分
实施质量标准（82分）	9. 检查无菌手套的大小，有无潮湿、破损，戴手套，铺孔巾使其与导尿包形成一无菌区。排列好无菌物品，将消毒外阴用物放于近会阴处，以免跨越无菌区	10	未检查手套 戴手套污染 无菌区不符合要求 未排放好物品 跨越无菌区 未覆盖肛门	1 3 2 1 2 1
	10. 用抽好无菌溶液的注射器连接导尿管，检查导尿管气囊有无漏气，连接集尿袋。用石蜡油棉球润滑导尿管前端 4～6cm	2	未查导尿管气囊 未润滑导尿管	1 1
	11. 左手拇、示指分开小阴唇并固定，右手持血管钳夹碘伏棉球，自上而下，由里向外分别消毒尿道口→小阴唇→尿道口（每个棉球只用　次）。用镊子移开盛有污棉球的弯盘至床尾	6	不固定小阴唇 顺序颠倒 棉球重复使用 未移开弯盘	1 2 2 1
	12. 将盛有导尿管的治疗盘放置于近会阴处	1	位置不适宜	1
	13. 嘱病人放松，用另一把镊子持导尿管对准尿道口轻轻插入 4～6cm，见尿后再插入 7～10cm（边说边做）	9	未嘱病人放松 插管方法不正确 长度不准确 导尿管污染 动作粗暴	1 2 2 3 1
	14. 连接注射器，根据导尿管上注明的气囊容积向气囊内注入等量的无菌溶液，轻拉导尿管有阻力感，即证实导尿管固定于膀胱内，然后回送少许	2	未固定气囊 未回送少许	1 1
	15. 如需做尿培养，用无菌标本瓶接取尿液，盖好瓶盖。（导尿管不得进入标本瓶）	4	未留取尿标本 导尿管进入标本瓶污染尿液	2 2
	16. 夹闭引流管，撤下孔巾，擦净外阴，脱去手套	3	未夹闭引流管 未撤下孔巾 未擦拭外阴	1 1 1
	17. 用安全别针固定引流管及尿袋，尿袋位置低于膀胱，开放导尿管	4	未固定引流管及尿袋 尿袋位置未低于膀胱 未开放导尿管	1 2 1
	18. 整理导尿用物弃于医用垃圾桶，撤下治疗巾、浴巾	2	未弃于医用垃圾桶 未撤下治疗巾、浴巾	1 1
	19. 在尿管上注明标识及置管日期	1	未在尿管上注明标识及置管日期	1
	20. 协助病人穿裤，取舒适体位，整理床单位	3	未协助病人穿裤 未协助病人取舒适体位 未整理床单位	1 1 1
	21. 口述撤去屏风，打开门窗	1	未口述	1
	22. 分类清理用物	1	未分类清理用物	1
	23. 洗手，作好记录。做尿培养者，应将尿标本贴标签后及时送验（口述）	3	未洗手 未做记录 未口述	1 1 1

续表

项目	评分标准	得分	扣分标准	扣分
评价质量标准（5分）	1. 无菌观念强。方法正确，操作熟练		污染床单位 操作不熟练 动作粗暴	2 2 1
	2. 沟通恰当，指导正确，关心病人		态度不认真 不关心病人	2 2
	3. 时间 15min（从携用物至床旁开始至整理床单位完毕）		每超过 1min	1
	4. 口述留置导尿的注意事项	5	少一项	1

女病人留置
导尿术操作
视频

实训九　大量不保留灌肠

大量不保留灌肠

项目	评分标准	得分	扣分标准	扣分
素质要求 （2分）	1. 报告姓名、操作项目，语言流畅，仪表大方，轻盈矫健	1	紧张、不自然、语言不流畅	1
	2. 衣帽整洁，着装符合要求	1	衣、帽、鞋不整洁	1
评估、计划质量标准 （16分）	1. 评估：确认医嘱。核对床号、姓名、手腕带，向病人作好解释工作，评估病情、自理能力、合作程度。嘱病人排尿，输液架携至床旁	4	未核对 沟通不自然 未嘱病人排尿	1 1 2
	2. 洗手、戴口罩	3	未洗手 未戴口罩 操作者戴首饰	1 1 1
	3. 物品准备 治疗盘内放置：一次性灌肠袋，量桶内放灌肠液（测量并口述灌肠液温度39～41℃），弯盘，血管钳或夹子，水温计，纱布，一次性手套（双手），一次性垫巾，卫生纸数块，软皂放于卫生纸内少许，便盆及便盆巾，输液架。备屏风（口述）	9	多或少1项用物 未口述	1 1
实施质量标准 （78分）	1. 备齐用物携至病人床旁，核对床号、姓名、手腕带，向病人作好解释取得合作	4	未核对 解释不合理、不自然	2 2
	2. 口述关门窗，用屏风遮挡病人。输液架调至40～60cm	2	未口述一项 调节高度不合	1 1
	3. 病人取左侧卧位，双膝屈曲	2	安置体位方法不正确	2
	4. 将裤脱至膝部	4	动作粗暴 病人暴露过多	2 2
	5. 臀部移向床沿	2	臀部未靠近床沿	2
	6. 将一次性垫巾垫于病人臀下，弯盘置臀旁	2	未垫一次性垫巾 弯盘未放臀边	1 1
	7. 挂灌肠袋于输液架上，液面距肛门40～60cm（边说边做）	3	液面过高或过低 未口述	2 1
	8. 戴一次性手套，润滑肛管	2	未润滑	2
	9. 放出少量溶液，排气、夹紧	2	未排气 未夹紧	1 1
	10. 左手分开臀裂，显露肛门，右手持肛管轻轻插入肛门7～10 cm，若插入受阻，稍停片刻，再继续插入。然后左手固定肛管，右手打开血管钳，使溶液缓缓流入（边口述边操作）	6	分开臀裂方法不正确 插管深度不合要求 动作粗暴 未指导病人 未口述	2 1 1 1 1

物品准备

续表

项目	评分标准	得分	扣分标准	扣分
实施质量标准 (78分)	11. 密切观察袋内液面下降情况（边口述边操作）	2	不观察液面 未口述	1 1
	12. 如溶液流入受阻，可轻轻移动或挤捏肛管，使阻塞管孔的粪块脱落（边口述边操作）	3	未转动肛管 未挤捏肛管 未口述	1 1 1
	13. 病人有便意时，嘱其深呼吸，同时适当放低灌肠袋高度，以减轻腹压（边口述边操作）	4	不询问病人 不给予指导，未嘱深呼吸 未放低灌肠袋高度 未口述	1 1 1 1
	14. 如病人出现脉速、出冷汗、面色苍白、剧烈腹痛、心慌气急，应立即停止，与医生联系，给予处理（边口述边操作）	3	未口述 少一项	2 1
	15. 待溶液剩少许时，夹紧灌肠管	2	不观察液面 不夹灌肠管	1 1
	16. 用卫生纸包住肛管，拔出后放在弯盘内	5	未用卫生纸 肛管未放弯盘内 污染衣物	1 2 2
	17. 揩净肛门，脱手套，撤弯盘，并将卫生纸放在病人易取之处	2	未擦肛门 未放卫生纸或距离太远	1 1
	18. 协助病人取舒适卧位，尽可能保留5~10min（口述）	3	体位不舒适 未嘱保留时间	1 2
	19. 不能下床病人，应一手托起病人腰部，一手轻轻将便盆放于臀下，以防便盆破裂处刺伤皮肤，并注意不可过长时间地暴露病人	4	便盆放取方法不正确 过多暴露病人	2 2
	20. 清理用物，放回治疗车上	2	污物未放于车下 少一项用物	1 1
	21. 待病人排便后，揩净肛门取出便盆。观察大便情况，如有异常，立即报告医生，必要时取标本（口述）。将便盆放于床下盖上盖，取出一次性垫巾	8	未口述 未擦肛门 未盖盖 未取出一次性垫巾 污染床单位、衣物	1 1 1 2 3
	22. 帮助病人穿裤，取舒适卧位	3	未协助病人穿裤 动作粗暴	1 2
	23. 整理床单	2	未整理床单位	2
	24. 打开门窗，撤去屏风，倒掉粪便，分类整理用物，放回原处（口述）	2	未口述一项 未分类浸泡物品	1 1
	25. 洗手。记录灌肠结果（口述）	4	未洗手 未述记录灌肠结果	2 2

续表

项目	评分标准	得分	扣分标准	扣分
评价质量标准（4分）	1. 操作熟练，动作轻		顺序颠倒一次 物品掉地	2 1
	2. 态度和蔼，沟通恰当，指导正确		态度欠妥 未询问病人感觉 不指导病人	2 2 2
	3. 时间：8min（从用物携至床旁至整理床单位止）		每超过1min	1
	4. 口述：大量不保留灌肠的目的及禁忌证	4	少一项	1

大量不保留
灌肠操作
视频

实训十　生命体征的测量

生命体征的
测量

物品准备

项目	评分标准	得分	扣分标准	扣分
素质要求 (2分)	1. 报告姓名、操作项目，语言流畅，仪表大方，轻盈矫健	1	紧张、不自然、语言不流畅	1
	2. 衣帽整洁，着装符合要求	1	衣、帽、鞋不整洁	1
评估、计划质量标准 (14分)	1. 评估：床旁核对解释，评估病人自身情况（病情、生活、医疗活动、精神状态等）	2	未核对解释 未评估病人	1 1
	2. 洗手、戴口罩	2	未洗手 未戴口罩	1 1
	3. 物品准备 治疗盘内放置：体温表、弯盘、纱布三块、记录本、笔、表、听诊器、血压计。检查体温表计数以及有无损坏，用纱布擦干并甩至35℃以下；检查血压计（口述：血压计装水银的玻璃管无破损，打开水银槽开关后水银柱保持在"0"处，橡胶管和输气球无漏气）口述：如测肛温，另备肛表、润滑剂、卫生纸	10	少或多一项用物 未检查体温表 未擦干体温表 未甩至35℃以下 未检查玻璃管 未检查橡胶管和输气球 未口述血压计检查 未口述肛温备物	1 1 1 1 1 1 1 3
实施质量标准 (74分)	1. 携用物至病人床旁，核对，向病人解释说明	2	未核对 未说明	1 1
	2. 根据病情选择测量部位（以腋温为例）	1	未评估病人病情	1
	3. 协助病人解开上衣，取仰卧位，用纱布帮助病人擦拭腋下（对侧）汗液	2	未擦干腋下	2
	4. 再次检视温度计在35℃以下，将温度计水银端放于腋窝深处，紧贴皮肤	3	未检视 放置位置错误 未紧贴皮肤	1 1 1
	5. 嘱病人屈臂过胸，夹紧体温表，解释测量时间	4	姿势不正确 未夹紧 未解释时间	2 1 1
	6. 病人仰卧，近侧手臂自然至于身体侧的舒适位置	1	卧位不合适	1
	7. 护士将示、中、环指按在桡动脉搏动处，压力大小适宜	3	用大拇指按压 压力过大或过小	2 1
	8. 计数30s，默记数值。口述：异常脉搏应侧1min	2	计数不足30s 未口述	1 1
	9. 护士测完脉搏后，仍然将手指按在病人手腕上，以转移病人注意力	1	未成功转移病人注意力	1
	10. 观察病人胸腹部起伏，一呼一吸为1次	2	未观察 计数错误	1 1

续表

项目	评分标准	得分	扣分标准	扣分
实施质量标准（74分）	11. 计数30s，停止诊脉姿势。将所测得的数值×2，记录呼吸数值。将所得的脉率×2，记录脉率数值	3	计数不足30s 未记录呼吸 未记录脉率	1 1 1
	12. 病人取仰卧位或者坐位	1	卧位不合适	1
	13. 协助病人脱下近侧衣袖（口述：宽大衣袖可卷至肩部，以不影响动脉血流为主）	2	未协助病人 未口述	1 1
	14. 伸直肘部，手掌平放向上	1	肘部未伸直	1
	15. 打开血压计，再次检视水银柱保持在"0"处，放平血压计，驱尽袖带内空气	2	未检视 袖带内空气未驱尽	1 1
	16. 血压计"0"点应和肱动脉、心脏处于同一水平线（口述：坐位肱动脉平第4肋，卧位时平腋中线）	3	未处于同一水平 未口述	2 1
	17. 平整无折、松紧适宜地将袖带缠于上臂中部，气带中部对着肘窝，袖带下缘距离肘窝2~3cm，松紧以能放入1指为宜	6	气带中部未对肘窝 袖带下缘位置错误 过松或过紧	2 2 2
	18. 打开水银槽开关，戴好听诊器	2	未打开 未戴听诊器	1 1
	19. 于肘窝内侧摸到肱动脉搏动点	2	未触摸	2
	20. 将听诊器胸件紧贴肘窝肱动脉搏动处，轻轻加压	3	胸件进袖带 未加压	2 1
	21. 用手固定听诊器胸件	1	未固定	1
	22. 另一手关紧橡皮球阀门，手握橡皮球，均匀充气（不可用力过猛）	4	未关紧阀门 充气过猛	2 2
	23. 当听到肱动脉音消失，再稍充气，使汞柱再上升20~30mmHg	2	未再上升汞柱	2
	24. 渐松阀门，使之缓慢放气，汞柱缓慢下降，放气速度以每秒下降4mmHg为宜	2	汞柱下降速度过快或过慢	2
	25. 放气同时注意观察汞柱所指刻度，视线与汞柱上端保持水平	3	未保持水平 未观察汞柱	2 1
	26. 测量完毕，打开阀门放气，解开袖带，驱尽袖带内空气，拧紧阀门，将袖带自末端卷好	2	未排尽空气 未卷袖带	1 1
	27. 血压计右倾45°，玻璃管内水银全部流入水银槽内，关紧水银槽开关	3	未右倾 未关开关	2 1
	28. 整理妥善后，将袖带放入血压计盒内固定位置，关闭血压计放回原处，协助病人穿好衣服	2	未整理血压计 未协助病人	1 1
	29. 记录血压值（收缩压/舒张压）	2	未记录 记录格式错误	1 1

续表

项目	评分标准	得分	扣分标准	扣分
实施质量标准（74分）	30. 腋温测量计时 10min 结束，取下体温表，纱布擦拭，读数，记录	4	时间不足或超出 未擦拭 读数错误 未记录	1 1 1 1
	31. 整理病人衣服、床单位	1	未整理	1
	32. 分类处理用物：污物处理，体温表浸泡消毒	2	未处理污物 体温表未浸泡消毒	1 1
评价质量标准（10分）	1. 结果准确，操作熟练		测量结果错误 动作不熟练	2 1
	2. 记录正确		记录不正确	1
	3. 测量时间 15min（从准备物品开始至测量完毕止）		超过 1min	1
	4. 口述：口温、肛温、脉搏短绌、危重病人呼吸的测量方法	10	错 1 条	1

生命体征的
测量操作
视频

实训十一　瓶式氧气吸入法

瓶式氧气
吸入法

项目	评分标准	得分	扣分标准	扣分
素质要求 (2分)	1. 报告姓名、操作项目，语言流畅，仪表大方，轻盈矫健	1	紧张、不自然、语言不流畅	1
	2. 衣帽整洁，着装符合要求	1	衣、帽、鞋不整洁	1
评估、计划质量标准 (18分)	1. 评估：确认医嘱，查对床号、姓名、腕带。评估病情、缺氧程度，确定给氧方式，检查鼻腔情况，解释该项操作的相关事项，征得病人同意使之愿意合作。环境温湿度适宜、安静、整洁、禁止明火、避开热源，在房间内或门上贴用氧安全的标记（口述）	5	未查对 未评估病人病情及缺氧情况 未检查鼻腔 解释不合理、自然 未评估环境	1 1 1 1 1
	2. 洗手、戴口罩	3	未洗手、未戴口罩 操作者戴首饰	2 1
	3. 物品准备：氧气筒（注意观察氧气余量卡、"满"卡）、手消毒剂 治疗盘内放置：氧气表、一次性使用吸氧管、冷开水、棉签、扳手、无菌治疗碗包 治疗盘外放置：无菌纱布罐、无菌持物镊、吸氧卡 治疗车下放置：生活垃圾桶、医疗垃圾桶	10	缺或多一种用物	1
实施质量标准 (70分)	1. 打开总开关，使小量氧气流出吹去灰尘，随即关好总开关	2	未除尘	2
	2. 将氧气表螺帽与氧气筒的螺丝接头衔接，手动初步旋紧，用扳手旋紧固定，使氧气表直立于氧气筒旁，连接通气管、湿化瓶，关流量表开关，打开总开关检查各衔接部分是否漏气（边口述边操作）	8	安装不正确 未垂直 未检验是否漏气	2 2 4
	3. 将用物携至病人床旁，推氧气筒至床旁固定	2	未（口述）将用物携至床旁 未（口述）推氧气筒至床旁固定	1 1
	4. 核对床号、姓名、腕带，向病人解释并取得合作，协助取舒适卧位，打开无菌包，将冷开水倒入治疗碗中，用湿棉签清洁双侧鼻腔并检查，取出氧气导管并连接	9	未核对床号、姓名 未协助取舒适卧位 解释不合理、态度欠妥或未向病人解释 未用湿棉签清洁鼻腔并检查 未连接鼻导管 吸氧管打折或漏气	1 1 2 2 1 2
	5. 打开流量表开关，调节流量（口述实际调整的流量，成人轻度缺氧及小儿 1~2L/min、中度 2~4L/min、重度 4~6L/min）	5	连接不正确 流量与病情不符 未口述	1 2 2
	6. 湿润氧气导管，检查氧气导管是否通畅	4	未湿润氧气导管 未检查通畅	2 2

物品准备

续表

项目	评分标准	得分	扣分标准	扣分
实施质量标准（70分）	7. 将氧气导管轻轻插入病人双侧鼻腔，无不适，将导管环绕双耳向下调整松紧固定	4	插入不轻柔 固定不正确	2 2
	8. 手消毒，记录用氧时间和流量，挂吸氧卡	5	未手消毒 未记录 未挂卡	1 2 2
	9. 告知病人相关注意事项（边口述边操作）	6	未告知	6
	10. 观察病人吸氧后情况、氧气装置是否通畅（边操作边口述）	2	未观察	2
	11. 停止吸氧，作好核对解释	2	未核对解释	2
	12. 取下吸氧导管，分离处理，用纱布擦拭口鼻分泌物	4	拔管不正确 未擦拭口鼻	2 2
	13. 观察压力表指示刻度，关闭总开关，放出余气，再关闭流量开关	3	未观察 未放余气 未关流量表	1 1 1
	14. 卸下湿化瓶，卸下氧气表	4	未卸下湿化瓶 未卸下氧气表	2 2
	15. 手消毒，记录氧气筒内剩余氧气压力，取下吸氧卡，记录停氧时间	3	未消毒手 未记录剩余氧气压力 未记录停氧时间	1 1 1
	16. 安置病人躺卧舒适，整理床单位	4	未安置病人 未整理床单位	2 2
	17. 分类整理用物，洗手	3	未分类整理物品 未洗手	2 1
评价质量标准（10分）	1. 程序正确，操作规范，动作熟练，注意安全		不熟练 顺序颠倒一次	2 2
	2. 沟通恰当，指导正确，观察反应，满足需要		沟通不恰当 不指导病人 指导不到位 不观察病人	2 5 3 3
	3. 时间10min（从装表到整理床单位完毕）		每超过1min	1
	4. 口述：氧疗的注意事项	10	少一项	2

瓶式氧气吸入
法操作视频

实训十二　体温单的绘制

项目	评分标准	得分	扣分标准	扣分
评估、计划质量标准（10分）	1. 报告姓名、操作项目，语言流畅，仪表大方，轻盈矫健	1	紧张、不自然、语言不流畅	1
	2. 衣帽整洁，着装符合要求	2	衣、帽、鞋不整洁	2
	3. 用物：体温单，红、蓝签字笔（或红蓝钢笔），红、蓝铅笔，记录本，尺	7	缺或多一项	1
实施质量标准（90分）	1. 眉栏用蓝钢笔（或蓝钢笔）填写姓名、性别、年龄、科别、入院日期、床号、住院号	5	一处不填写 用笔错误	1 1
	2. 用蓝钢笔填写：日期一栏，第一页第一日把年、月、日填全，其余不填年、月，若跨年、月应填全；住院日期，自住院日连续填写 用红钢笔填写：手术后天数，自手术次日开始计数，连续书写14天，若在14天内进行第二次手术，则将第一次手术天数作为分母，第二次手术天数作为分子填写	6	错误一处 用笔错误	1 1
	3. 40～42℃用红钢笔，纵行填写入院、转科、手术、分娩、出院及死亡时间，除手术不写具体时间外，其余均按24h制，精确到分钟。转入时间由转入科室填写，如死亡时间应当以"死亡于X时X分"的方式表述	6	错误一处 用笔错误	1 1
	4. 体温用蓝铅笔绘制	3	用笔错误	3
	5. 口温以"·"表示	3	表示错误	3
	6. 腋温以"X"表示	3	表示错误	3
	7. 肛温"○"表示	3	表示错误	3
	8. 相邻温度用蓝铅笔以线相连	3	连接错误	3
	9. 体温与脉搏在同一点时用蓝铅笔划体温符号，用红铅笔在外划一圆圈	7	标记错误 时间错误 连线错误	3 2 2
	10. 物理降温半小时后的体温，划在降温前温度的同一纵格内，用红圆圈表示，以红虚线与降温前温度相连	7	标记错误 时间错误 连线错误	3 2 2
	11. 脉搏用红铅笔以"·"表示，相邻脉率用红线相连	5	标记错误 连线错误	3 2
	12. 心率以红铅笔以"○"表示，脉搏短绌时，相邻心率用红线相连	7	标记错误 心率连线错误 脉率连线错误	3 2 2

续表

项目	评分标准	得分	扣分标准	扣分
实施质量标准（90分）	13. 脉率和心率两曲线之间用红铅笔对应划直线	4	心率与脉率不对应 划斜线	2 2
	14. 呼吸用数字表示，红铅笔记录，相邻两次应上下交错记录。第1次呼吸应当记录在上方	4	表示错误 未用红笔 相邻数字未错开	1 1 2
	15. 底栏用蓝钢笔填写	1	用笔错误	1
	16. 大便应填次数，应当将前一日24h总量记录在相应日期栏内，每隔24h填写1次	4	错误一处	1
	17. 未解大便以"○"表示。大便失禁以"※"表示	4	时间错误 标记错误	2 2
	18. 灌肠以"E"表示	2	标记错误	2
	19. 灌肠后排便以"次数/E"表示	1	错误一处	1
	20. 液体出入量、血压、身高、体重只填写数字，不写单位	5	一处错误 数字未对齐	1 1
	21. 液体出入量应当将前一日24h总量记录在相应日期栏内，每隔24h填写1次	3	错误一处	1
	22. 过敏药物用红笔书写，用"（+）"表示	2	用笔错误	2
	23. 页码：以阿拉伯数字表示，用蓝钢笔填写	2	数字错误 用笔错误	1 1
评价质量标准	1. 绘制正确清楚		错误一处	1
	2. 点线分明，点圆、线直		点不圆 线不直	2 2
	3. 整齐整洁		一处涂改	1
	4. 时间：25min完成（从填写眉栏开始，至填写页码结束）		超过1min	1

实训十三　肌内注射

项目	评分标准	得分	扣分标准	扣分
素质要求 (2分)	1. 报告姓名、操作项目，语言流畅，仪表大方，轻盈矫健	1	紧张、不自然、语言不流畅	1
	2. 衣帽整洁，着装符合要求	1	衣、帽、鞋不整洁	1
评估、计划质量标准 (13分)	1. 评估：确认医嘱。查对床号、姓名、腕带，评估病情、合作程度、口述注射部位组织状况	5	未确认医嘱 未评估病人 未查对 未检查或口述注射部位组织情况	1 1 2 2
	2. 洗手、戴口罩	3	未洗手 未戴口罩 操作者戴首饰	1 1 1
	3. 物品准备 治疗盘内放置：一次性注射器 2 支，安尔碘、无菌容器内放置无菌纱布垫一块、砂轮或启瓶器、棉签、弯盘、注射卡、注射药物、手消毒剂 治疗车下层放置：锐器盒	5	缺或多 1 项用物	1
实施质量标准 (85分)	1. 核对注射卡和药物，检查药品	4	未核对药物与注射卡 未检查药物	2 2
	2. 将安瓿尖端药液弹至体部，用砂轮锯痕迹。（如为易折型消毒后直接折断）	3	未将安瓿尖端药液弹至体部 锯安瓿方法不正确	2 1
	3. 用安尔碘棉签消毒安瓿颈部，擦去玻璃细屑，折断安瓿	4	未消毒安瓿颈部 未擦去玻璃细屑	2 2
	4. 检查一次性注射器，用正确方法取注射器及针头，并要衔接紧密	6	未检查 针头污染 注射器、针头衔接不好	2 3 1
	5. 用正确方法抽吸药液	9	针栓进入安瓿内 活塞污染 药液未吸尽 漏药	3 3 1 2
	6. 抽毕，排气，放入无菌容器内。经二人核对无误（口述）	6	排气不固定针栓 针头污染 浪费药液 未口述	1 3 1 1
	7. 将用物携至病人床旁，核对床号、姓名，向病人解释，取得合作	3	未核对 解释不合理、自然	1 2
	8. 协助病人取侧卧位（上腿伸直，下腿稍弯曲），嘱病人肌肉放松	2	未协助病人正确卧位 指导沟通不到位	1 1

肌内注射

物品准备

药液抽吸

续表

定位方法

消毒方法

注射方法

项目	评分标准	得分	扣分标准	扣分
	9. 也可取俯卧位，足尖相对，足跟分开（口述）	1	未口述	1
	10. 取合适注射部位，避开硬结等。口述臀大肌注射两种定位法（连线法及十字法）。边口述边指点	8	口述不正确 未检查有无硬结 各线标志点错一处 定位不准确	1 1 1 2
	11. 手消毒，安尔碘消毒皮肤两遍待干，核对	9	未手消 消毒范围小于5cm 有空白区 皮肤消毒未干 未核对	2 2 2 1 2
	12. 取无菌干棉签，夹于左手小指与无名指之间，排尽注射器内的空气	5	未夹干棉签 排气方法不正确 未排尽空气 排气未固定针栓 浪费药液	1 1 1 1 1
实施质量标准（85分）	13. 左手拇指与示指绷紧皮肤	4	左手拇指与示指污染消毒皮肤 未绷紧皮肤	3 1
	14. 右手持注射器，以中指固定针栓，迅速垂直刺入肌肉内，进针为2.5~3cm。与病人交流，掌握无痛注射	6	未固定针栓 进针角度不正确 深度不适宜 污染针头	1 1 1 3
	15. 松开左手，抽动活塞	2	未抽动活塞	2
	16. 未见回血，固定针头，缓慢注入药物	2	未固定针头 注药速度快	1 1
	17. 注射毕，以干棉签按压针眼处，迅速拔针，核对（安瓿和注射卡）。观察病人反应	5	拔针慢 未用干棉签按压 未核对注射卡 未观察病人反应	1 1 2 1
	18. 协助病人取舒适卧位，整理床单位，分类整理用物。洗手后放回保留物品	6	未协助病人取舒适卧位 注射器、针头未分放 不洗手 未整理床单位 未分类清理用物 未放回保留物品	1 1 1 1 1 1
评价质量标准	1. 无菌观念强，操作熟练准确，做到无痛注射		失败1次 顺序颠倒 物品掉地	2 1 1
	2. 沟通恰当，指导正确		沟通不恰当 指导不到位	2 3
	3. 时间：8min（从核对注射卡开始至整理床单位完毕）		每超过1min	1

肌内注射
操作视频

实训十四　皮下注射

皮下注射

项目	评分标准	得分	扣分标准	扣分
素质要求 (2分)	1. 报告姓名、操作项目，语言流畅，仪表大方，轻盈矫健	1	紧张、不自然、语言不流畅	1
	2. 衣帽整洁，着装符合要求	1	衣、帽、鞋不整洁	1
评估、计划质量标准 (13分)	1. 评估：查对床号、姓名，评估病情、合作程度、口述注射部位组织状况	5	未确认医嘱 未评估病人 未查对 未检查或口述注射部位组织情况	1 1 1 2
	2. 洗手、戴口罩	3	未洗手 未戴口罩 操作者戴首饰	1 1 1
	3. 物品准备 治疗盘内放置：一次性注射器2支，安尔碘、无菌容器内放置无菌纱布垫一块、砂轮或启瓶器、棉签、弯盘、注射卡、注射药物、手消毒剂 治疗车下层放置：锐器盒	5	缺或多1项用物	1
实施质量标准 (80分)	1. 核对注射卡和药物，检查药品	4	未核对药物与注射卡 未检查药物	2 2
	2. 将安瓿尖端药液弹至体部，用砂轮锯痕迹。（如为易折型消毒后直接折断）	3	未将安瓿尖端药液弹至体部 锯安瓿方法不正确	2 1
	3. 用安尔碘棉签消毒安瓿颈部，擦去玻璃细屑，折断安瓿	4	未消毒安瓿颈部 未擦去玻璃细屑	2 2
	4. 检查一次性注射器，用正确方法取注射器及针头，并要衔接紧密	6	未检查 针头污染 注射器针头衔接不好	2 3 1
	5. 用正确方法抽吸药液	9	针栓进入安瓿内 活塞污染 药液未吸尽 漏药	3 3 1 2
	6. 抽毕，排气，放入无菌容器内。经二人核对无误（口述）	6	排气不固定针栓 针头污染 浪费药液 未口述	1 3 1 1
	7. 将用物携至病人床旁，核对床号、姓名，向病人解释，取得合作	3	未核对 解释不合理、不自然	1 2
	8. 协助病人取合适体位，嘱病人肌肉放松	2	未协助病人正确体位 指导沟通不到位	1 1

物品准备

续表

项目	评分标准	得分	扣分标准	扣分
	9. 取合适注射部位，避开硬结等	4	未检查有无硬结 定位不准确 定位后未使用手消毒剂	1 2 1
	10. 手消毒，安尔碘消毒皮肤两遍待干，核对	9	未手消 消毒范围<5cm 有空白区 皮肤消毒未干 未核对	2 2 2 1 2
	11. 取无菌干棉签，夹于左手小指与无名指之间。排尽注射器内的空气	7	未夹干棉签 排气方法不正确 未排尽空气 排气未固定针栓 浪费药液	1 2 2 1 1
实施质量标准（80分）	12. 左手拇指与示指绷紧皮肤	4	污染消毒皮肤 未绷紧皮肤	3 1
	13. 右手持注射器，以中指固定针栓，针尖斜面向上，与皮肤呈30°~40°快速刺入皮下。与病人交流，掌握无痛注射	6	未固定针栓 进针角度不正确 深度不适宜 污染针头	1 1 1 3
	14. 松开左手，抽动活塞	5	未抽动活塞	5
	15. 未见回血，固定针头，缓慢注入药物	2	未固定针头 注药速度快	1 1
	16. 注射毕，以干棉签按压针眼处，迅速拔针，核对（安瓿和注射卡）。观察病人反应	5	拔针慢 未用干棉签按压 未核对注射卡 未观察病人反应	1 1 2 1
	17. 协助病人取舒适卧位，整理床单位，分类整理用物。洗手后放回保留物品	6	未助病人取舒适卧位 注射器、针头未分放 不洗手 未整理床单位 未分类清理用物 未放回保留物品	1 1 1 1 1 1
评价质量标准	1. 无菌观念强，操作熟练准确，做到无痛注射		失败1次 顺序颠倒 物品掉地	2 1 1
	2. 沟通恰当，指导正确		沟通不恰当 指导不到位	2 3
	3. 时间：8min（从核对注射卡开始至整理床单位完毕）		每超过1min	1

注射方法

实训十五　微量注射泵的应用

项目	评分标准	得分	扣分标准	扣分
素质要求 (2分)	1. 报告姓名、操作项目，语言流畅，仪表大方，轻盈矫健	1	紧张、不自然、语言不流畅	1
	2. 衣帽整洁，着装符合要求	1	衣、帽、鞋不整洁	1
评估、计划质量标准 (15分)	1. 评估：确认医嘱，查对床号、姓名、腕带。评估病情、合作程度、局部皮肤情况，取得合作。请病人做好注射前准备，嘱病人排尿	5	未查对 未评估病人情况及局部情况 未嘱病人排尿 解释不合理、不自然	1 1 1 2
	2. 洗手、戴口罩	3	未洗手 未戴口罩 操作者戴首饰	1 1 1
	3. 物品准备 治疗盘放置：安尔碘、无菌棉签、弯盘、无菌纱布、注射泵延长管、头皮针/留置针、抽好药液的注射器、输液贴。微量注射泵、止血带、一次性治疗巾、海绵小枕、注射卡。治疗车、手消毒剂、医疗垃圾桶、生活垃圾桶。必要时备夹板绷带（口述）	7	缺或多一种用物 未口述	1 1
实施质量标准 (73分)	1. 备齐用物携至病人床旁，查对床号、姓名、手腕带。说明目的，向病人作好解释工作，以取得病人合作	3	未查对 解释不合理	2 1
	2. 注射泵妥善放置，接通电源，检查机器性能	5	未妥善放置 未接通电源 未检查机器性能	2 1 2
	3. 检查延长管，与注射器连接。排尽延长管及注射器内空气	7	连接不紧密 未排尽空气 违反无菌原则	2 2 3
	4. 将注射器稳妥地安装于注射泵槽内	2	安装不稳妥	2
	5. 打开注射泵开关，根据医嘱设定注射速度。（口述：一般10ml注射器注射速度为0.1~200ml/h；20~50ml注射器速度为0.1~300ml/h）	5	未按医嘱正确设定注射速度 未口述	3 2
	6. 协助病人取合适体位，再次根据注射卡核对病人和药物信息	3	未协助取合适体位 未核对	1 2
	7. 选择合适静脉，同四肢静脉注射法穿刺静脉	8	穿刺方法不正确 违反无菌原则	5 3
	8. 静脉穿刺成功后，用胶布将头皮针固定好，将注射器延长管与头皮针连接	6	固定针头方法不正确 连接不紧密 违反无菌原则	1 2 3

项目	评分标准	得分	扣分标准	扣分
实施质量标准（73分）	9. 确认注射泵设置无误后，按"开始"键，注射开始	4	未确认设置无误 未及时按下"开始"键	2 2
	10. 再次核对，告知病人相关注意事项	6	未核对 未告知注意事项 注意事项缺一条	2 3 1
	11. 继续注射药物，注射过程中注意加强巡视，随时评估病人的反应和药物输注情况，发现报警信号，及时处理和排除故障	5	巡视不到位 未及时处理报警信号 未及时处理和排除故障	2 1 2
	12. 当药液即将注射完毕时，"即将结束键"闪烁并报警药液注射完毕，机器自动停止，发出连续响声并报警，注射结束，按压"静音键"停止铃声	2	未及时按下静音键	2
	13. 再次核对。拔出针头，嘱病人按压。断开注射器延长管与头皮针的连接。取出注射器，关闭微量注射泵，切断电源	7	未核对 拔针方法不正确 未断开延长管与头皮针 未及时关闭注射泵 未及时切断电源	2 2 1 1 1
	14. 手消毒，记录注射时间、病人用药后的反应	3	未消毒手 未记录注射时间 未记录用药反应	1 1 1
	15. 安置病人躺卧舒适，整理床单位	4	未安置病人 未整理床单位	2 2
	16. 分类整理用物，洗手	3	未分类整理物品 未洗手	2 1
评价质量标准（10分）	1. 程序正确，操作规范，动作熟练，注意安全		不熟练 顺序颠倒一次	2 2
	2. 沟通恰当，指导正确，观察反应，满足需要		沟通不恰当 不指导病人 指导不到位 不观察病人	2 4 3 3
	3. 时间10min（从接通电源到整理床单位完毕）		每超过1min	1
	4. 口述：微量注射泵使用的注意事项	10	少一项	2

实训十六　青霉素过敏试验

青霉素过敏
试验

项目	评分标准	得分	扣分标准	扣分
素质要求 (2分)	1. 报告姓名、操作项目，语言流畅，仪表大方，轻盈矫健	1	紧张、不自然、语言不流畅	1
	2. 衣帽整洁，着装符合要求	1	衣、帽、鞋不整洁	1
评估、计划质量标准 (15分)	1. 评估：核对床号、姓名、腕带，向病人作好解释工作，询问"三史"、评估病情及局部皮肤情况	4	未核对 未询问"三史" 未观察局部皮肤	1 2 1
	2. 洗手、戴口罩	3	未洗手 未戴口罩 操作者戴首饰	1 1 1
	3. 物品准备 治疗盘内放置：75%乙醇、棉签、无菌容器内放置无菌纱布垫一块、纱布、弯盘、启瓶器、砂轮、5ml及1ml一次性注射器各2个、皮试卡片，80万U青霉素一支，100ml生理盐水溶液，手消毒剂 最常用急救药：0.1%盐酸肾上腺素、地塞米松、呼吸兴奋药。口述备吸氧装置	8	缺或多1项 未口述	1 1
实施质量标准 (75分)	1. 稀释皮试药物（青霉素）其剂量以每毫升含500U青霉素生理盐水溶液，注入0.1ml为准，要现用现配皮试液（口述）	3	未口述	3
	2. 核对治疗卡。取含80万U青霉素一支，检查药液质量、瓶口是否松动，瓶身有无裂痕，查看有效期、批号，将批号记录在治疗卡上（边做边说），开启青霉素铝盖中心部分，消毒瓶塞及瓶颈。取100ml生理盐水溶液，擦瓶，检查名称、浓度、有效期，瓶口有无松动，瓶身有无破裂，将瓶倒置，对光检查药物有否浑浊、沉淀、絮状物出现等（边做边说），然后开启瓶盖中心部分，消毒瓶塞及瓶颈	8	未核对治疗卡 未检查生理盐水 未对光检查 一处不消毒 未核对药物及批号 未记录药物批号	2 1 1 2 1 1
	3. 检查一次性注射器有效期及有无漏气和完好情况，并要衔接紧密针头	5	未检查注射器 未衔接紧密针头 污染针头一次	1 1 3
	4. 用5ml注射器抽吸4ml生理盐水，将药液溶解后摇匀（每毫升含20万U）	3	剂量不准确 未摇匀药液	2 1
	5. 取1ml注射器并检查完好，用1ml注射器抽吸青霉素0.1ml加生理盐水至1ml混匀（1ml内含青霉素2万U），推出0.9ml再抽吸生理盐水至1ml混匀（1ml内含青霉素2000U），推出0.75ml，再抽吸生理盐水至1ml混匀（1ml内含青霉素500U），为皮试液备用。（边说边做）	15	不检查注射器 剂量不准确 未摇匀药液 污染一次 排气方法不正确 浪费药液 未口述	1 2 3 3 2 2 2

物品准备

配皮试液

续表

项目	评分标准	得分	扣分标准	扣分
	6. 将配制好的皮试液经两人核对无误（口述），放入无菌容器内	2	放置不合理 未口述	1 1
	7. 将用物携至床旁，查对床号、姓名、手腕带，向病人解释取得配合	3	未查对 未解释	2 1
	8. 选择注射部位（前臂掌侧下 1/3 处），手消毒	4	未评估皮肤 注射部位不准确 定位后未用手消毒剂	1 2 1
	9. 用 75% 乙醇消毒皮肤待干，再次核对，调整针头斜面与刻度一致，排尽空气，用左手绷紧注射部位	8	消毒皮肤方法、范围不正确 未核对 排气时不固定针栓 浪费药液 未绷紧皮肤	2 2 1 2 1
实施质量标准（75 分）	10. 右手持注射器，针头斜面向上进入皮内后，放平注射器	3	进针角度不正确 深度不适宜	2 1
	11. 左手拇指固定针栓，右手推药液 0.1ml，使局部形成一个圆形隆起的皮丘，皮肤变白，毛孔变大	7	未固定针栓 注射方法不正确 注入药液剂量不准确 未形成规范皮丘	1 2 2 2
	12. 注射完毕，迅速拔出针头，勿按压，看表计时，手消毒，核对	5	拔针后按压 未计时或方法不对 未手消毒 未核对	1 1 1 2
	13. 嘱病人不可用手拭去药液，不可按压、搔抓皮丘。在 20min 内不可离开病房，不可剧烈活动，如有不适及时按信号铃	4	不向病人交待注意事项 交待不清	2 2
	14. 120min 后两名护士共同观察结果，记录判断结果。（边操作边口述）	2	记录方法不对	2
	15. 清理用物、分类整理，洗手后放回保留物品	3	注射器与针头未分离 未分类清理用物 未洗手	1 1 1
评价质量标准（8 分）	1. 操作熟练，动作轻巧，无菌观念强		操作不熟练 失败 1 次	4 2
	2. 沟通恰当，指导正确，及时观察反应		指导不正确 指导不到位 未及时观察反应	3 2 2
	3. 时间 15min（从稀释药液至记录判断结果完毕）		每超过 1min	1
	4. 口述皮内注射目的；青霉素阴性、阳性结果判断，如需作对照试验，须在另一臂相同部位注入 0.1ml 生理盐水，20min 后，对照反应	8	未口述目的 未口述结果判断或口述不正确 未口述对照试验	3 4 1

皮内注射

注射后

青霉素过敏试验
操作视频

实训十七　密闭式静脉输液

项目	评分标准	得分	扣分标准	扣分
素质要求 (2分)	1. 报告姓名、操作项目，语言流畅，仪表大方，轻盈矫健	1	紧张、不自然、语言不流畅	1
	2. 衣帽整洁，着装符合要求	1	衣、帽、鞋不整洁	1
评估、计划质量标准 (18分)	1. 评估：核对床号、姓名、腕带。向病人解释输液目的并取得合作。评估病人皮肤、血管、肢体活动情况	5	未核对 解释不合理、不自然 未评估病人情况	1 2 2
	2. 洗手、戴口罩	3	未洗手 未戴口罩 操作者戴首饰	1 1 1
	3. 物品准备 治疗盘内放置：三瓶架、皮肤消毒剂、棉签、输液器、输液贴 治疗盘外放置：医嘱单、执行单、输液卡、输液架、小垫枕、一次性治疗巾、一次性口罩、笔、手消毒剂、弯盘 治疗车下放置：生活垃圾桶、医疗垃圾桶、锐器桶、弯盘、剪刀、血管钳	10	缺或多一种用物	1
实施质量标准 (80分)	1. 二人核对医嘱、输液卡和瓶贴；核对药液标签；检查药液质量；贴瓶贴	9	未二人查对 标签未查或不到位 药液质量未检查或检查不到位 盖住标签主信息 未倒置贴标签	1 2 2 2 2
	2. 启瓶盖。两次消毒瓶塞至瓶颈（竖消即可，要到位，无污染）。检查输液器包装、有效期与质量。将输液器针头插入瓶塞	9	拉环拉断 消毒方法不得当 消毒过程有污染 有漏检项 针头插入不到位 针头插入污染	1 1 1 1 2 2
	3. 备齐用物携至病人床旁，核对病人床号、姓名、住院号	2	核对不全 未解释目的	1 1
	4. 关闭调节夹，旋紧头皮针连接处。再次检查药液质量后输液瓶挂于输液架上。排气（首次排气原则不滴出药液）。检查有无气泡	12	未关闭调节夹 未旋紧连接处 未再次检查药液 排气未过乳头 有药液滴出 未查或有气泡未查出	2 2 2 2 2 2

密闭式静脉输液

物品准备

评估备物

输液过程

续表

项目	评分标准	得分	扣分标准	扣分
实施质量标准（80分）	5. 协助病人取舒适体位；垫小垫枕与治疗巾。选择静脉，扎止血带（距穿刺点上方6～10cm）。消毒皮肤（直径大于5cm；2次消毒）	7	未安置舒适体位 小垫枕位置不合适 止血带距离不合适 消毒有苍白区 消毒手法不对 直径不足5cm 棉签未转动	1 1 1 1 1 1 1
	6. 再次核对。再次排气有少量药液滴出。检查有无气泡，取下护针帽。固定血管，进针。见回血后再将针头沿血管方向潜行少许	12	核对不全 液体>5滴 未检查气泡 针头上举 未固定血管 未嘱病人握拳 进针角度不合适 未见回血 退针一次扣1分，扣完为止	1 1 1 1 1 1 1 1 4
	7. 穿刺成功后，"三松"。待液体滴入通畅后用输液贴固定	4	三松缺一项扣1分 输液贴粘贴不正、未贴到针眼、不牢固、不美观各扣0.5分	2 2
	8. 调节滴速：根据病人的年龄、病情和药物性质调节滴速（至少15s），报告滴速，操作后核对病人，告知注意事项	7	未口述 滴速报告误差≥5 未核对 滴速勿自行调节 输液手减少活动 不舒服及时告知 病情相关的教育	1 1 1 1 1 1 1
	9. 安置病人于舒适体位，放呼叫器于易取处。整理床单位及用物。六步洗手。记录输液执行记录卡。15～30min巡视病房一次（口述）	7	未安置体位 未放呼叫器 床单位不整齐 垃圾外溢 洗手方法、时间 记录错误、提前记录 未口述	1 1 1 1 1 1 1
	10. 核对解释。揭去输液贴，轻压穿刺点上方，关闭调节夹，迅速拔针。嘱病人按压片刻至无出血，并告知注意事项	6	未核对解释 揭胶布针头移动 按压力度不合适 未关闭调节夹 未告知拔针后注意事项或不合理	1 1 1 1 2
	11. 协助病人取舒适体位，询问需要。清理治疗用物，分类放置	3	未安置舒适体位 未询问需要 用物分类不合理	1 1 1
	12. 六步洗手，取下口罩。记录输液结束时间及病人反应。报告操作完毕。（计时结束）	2	未洗手及取口罩 未记录或记录不合格	1 1
评价质量标准	1. 程序正确，操作规范，动作熟练。注意保护病人安全和职业防护		不熟练 未保护病人安全或职业防护	1 1
	2. 态度和蔼，自然真切，没有表演痕迹。沟通有效、体现人文关怀		沟通不恰当 未体现人文关怀	5 5

续表

项目	评分标准	得分	扣分标准	扣分
评价质量标准	3. 一次穿刺成功，皮下退针应减分。一次排气成功。无菌观念强。查对到位		一次性穿刺不成功 一次排气不成功 无菌观念差 查对不到位	2 2 1 1
	4. 时间：10min（从评估开始至完成记录完毕）		未按时完成	1

密闭式静脉输液
操作视频

实训十八　静脉留置针输液

静脉留置针
输液

物品准备

项目	评分标准	得分	扣分标准	扣分
素质要求 (2分)	1. 报告姓名、操作项目，语言流畅，仪表大方，轻盈矫健	1	紧张、不自然、语言不流畅	1
	2. 衣帽整洁，着装符合要求	1	衣、帽、鞋不整洁	1
评估、计划质量标准 (18分)	1. 评估：核对床号、姓名、腕带，向病人解释输液目的并取得合作，评估病人皮肤、血管、肢体活动情况	5	未核对 未解释目的，解释不合理、不自然 未评估病人情况	1 2 2
	2. 洗手、戴口罩	3	未洗手 未戴口罩 操作者戴首饰	1 1 1
	3. 物品准备 治疗盘内放置：三瓶架、皮肤消毒剂、棉签、输液器、静脉留置针、输液贴、胶布 治疗盘外放置：医嘱单、执行单、输液卡、输液架、小垫枕、一次性治疗巾、一次性口罩、笔、手消毒剂、弯盘 治疗车下放置：生活垃圾桶、医疗垃圾桶、锐器桶、弯盘、剪刀、血管钳	10	缺或多一种用物	1
实施质量标准 (70分)	1. 二人核对医嘱、输液卡和瓶贴；核对药液标签；检查药液质量；贴瓶贴	7	未二人查对 标签未查或不到位 药液质量未检查或检查不到位 盖住标签主信息 未倒置贴标签	1 2 2 1 1
	2. 启瓶盖。两次消毒瓶塞至瓶颈（竖消即可，要到位，无污染）。检查输液器包装、有效期与质量。将输液器针头插入瓶塞	8	拉环拉断 消毒方法不得当 消毒过程有污染 有漏检项 针头插入不到位 针头插入污染	1 1 2 1 1 2
	3. 备齐用物携至病人床旁，核对病人床号、姓名、住院号	2	核对不全 未解释目的	1 1
	4. 关闭调节夹，旋紧头皮针连接处。检查并打开留置针包装，连接输液器。再次检查药液质量后输液瓶挂于输液架上。排气（首次排气原则不滴出药液）。检查有无气泡	8	未关闭调节夹 未旋紧连接处 连接过程污染 未再次检查药液 排气未过乳头 有药液滴出 未查或有气泡未查出	1 1 1 1 1 1 2

续表

项目	评分标准	得分	扣分标准	扣分
实施质量标准（70分）	5. 协助病人取舒适体位；垫小垫枕与治疗巾。选择静脉，扎止血带（距穿刺点上方10cm）。消毒皮肤（直径≥8cm；2次消毒）。检查并打开敷贴，备胶布	6	未安置舒适体位 小垫枕位置不合适 止血带距离不合适 消毒有苍白区 消毒手法不对 直径不足8cm 棉签未转动 敷贴打开不合理	0.5 0.5 1 1 1 1 0.5 0.5
	6. 再次核对。去除针套，再次排气至有少量药液滴出。检查有无气泡，旋转松动外套管。固定血管，嘱病人握拳，进针。见回血后，边推进边抽出针芯	12	核对不全 液体>3滴 未检查气泡 未旋转松动外套管 针头上举 未固定血管 未嘱病人握拳 进针手法不合适 未见回血 退针一次扣1分，扣完为止	1 1 1 1 1 1 1 1 1 3
	7. 穿刺成功后，"三松"。妥善固定，管道标签上注明置管日期、时间及签名	4	三松缺一项扣1分 固定方法不对 管道标签标注不对或漏项	2 1 1
	8. 调节滴速：根据病人的年龄、病情和药物性质调节滴速（至少15s），报告滴速。操作后核对病人，告知注意事项	7	未口述 滴速报告误差≥5 未核对 滴速勿自行调节 输液手减少活动 不舒服及时告知 病情相关的教育	1 1 1 1 1 1 1
	9. 安置病人于舒适体位，放呼叫器于易取处。整理床单位及用物。六步洗手。记录输液执行记录卡。15～30min巡视病房一次（口述）	5	未安置体位 未放呼叫器 床单位不整齐 垃圾外溢 洗手方法、时间 记录错误、提前记录 未口述	0.5 0.5 0.5 0.5 1 1 1
	10. 核对解释。揭去敷贴，无菌干棉签轻压穿刺点上方，关闭调节夹，迅速拔出留置针。嘱病人按压片刻至无出血，并告知注意事项	6	未核对解释 揭敷贴手法不对 按压力度不合适 未关闭调节夹 未告知拔针后注意事项或不合理	1 1 1 1 2
	11. 协助病人取舒适体位，询问需要。清理治疗用物，分类放置	3	未安置舒适体位 未询问需要 用物分类不合理	1 1 1
	12. 六步洗手，取下口罩。记录输液结束时间及病人反应。报告操作完毕。（计时结束）	2	未洗手及取口罩 未记录或记录不合格	1 1
评价质量标准（10分）	1. 程序正确，操作规范，动作熟练。注意保护病人安全和职业防护		不熟练 未保护病人安全或职业防护	1 1
	2. 态度和蔼，自然真切，没有表演痕迹。沟通有效、体现人文关怀		沟通不恰当 未体现人文关怀	1 1

项目	评分标准	得分	扣分标准	扣分
评价质量标准（10分）	3. 一次穿刺成功，皮下退针应减分。一次排气成功。无菌观念强。查对到位		一次性穿刺不成功 一次排气不成功 无菌观念差 查对不到位	2 2 1 1
	4. 时间：12min（从评估开始至完成记录完毕）		未按时完成	1
	5. 口述：静脉留置针的护理措施	10	少一条	2

实训十九　输液泵的使用

项目	评分标准	得分	扣分标准	扣分
素质要求 **（2分）**	1. 报告姓名、操作项目，语言流畅，仪表大方，轻盈矫健	1	紧张、不自然、语言不流畅	1
	2. 衣帽整洁，着装符合要求	1	衣、帽、鞋不整洁	1
评估、计划质量标准 **（18分）**	1. 评估：确认医嘱，查对床号、姓名、腕带。向病人解释使用微量输液泵的目的、方法、注意事项、配合要点，取得病人的合作。评估病人病情，穿刺部位局部皮肤及血管情况。评估环境	5	未查对病人信息 解释不合理、不自然 未评估病人病情 未评估病人皮肤及血管 未评估环境	1 1 1 1 1
	2. 洗手、戴口罩	3	未洗手 未戴口罩 操作者戴首饰	1 1 1
	3. 物品准备：输液泵1台及电源插座、手消毒液 治疗盘内放置：安尔碘、棉签、止血带、治疗巾、弯盘、输液贴、一次性输液器2套、按医嘱准备液体及药物、输液卡 治疗车下层放置：锐器桶、生活垃圾桶、医疗垃圾桶	10	缺或多一种用物	1
实施质量标准 **（70分）**	1. 备齐用物携至病人床旁，查对床号、姓名、手腕带。说明目的，向病人作好解释工作，以取得病人合作	4	未核对病人信息 未向病人作解释工作	2 2
	2. 固定输液泵，接通电源，打开电源开关	3	未连接电源	3
	3. 常规排除输液管内的空气，打开"泵门"，将茂菲氏滴管下段输液管置于输液泵管道槽中，关闭泵门，遵医嘱设定滴速（ml/h）	9	未排尽输液管内空气 输液管内有气泡 未按医嘱设定滴速	3 3 3
	4. 协助病人取合适体位，暴露穿刺部位，将治疗巾置于穿刺部位下、扎止血带选择合适血管后松开止血带	4	没有为病人取舒适体位 未松止血带	2 2
	5. 取棉签蘸取适量消毒液，消毒穿刺部位，准备输液贴，再次对照输液卡核对床号、姓名、药名是否正确	8	消毒手法不准确 消毒面积不对 未准备输液贴 未核对病人信息与药物	2 2 2 2
	6. 扎止血带，再次消毒皮肤，嘱病人握拳并排尽空气，穿刺成功，嘱病人松拳、松止血带、打开调节器，粘贴固定输液管，再次确认设置无误后，按压"开始/停止"键，启动	10	穿刺不成功 未三松 未按压"开始/停止"键	4 4 2
	7. 操作后再次核对，并在输液卡上记录输液时间、滴速并签操作者姓名	5	未核对 没有记录	3 2
	8. 整理用物，宣教，并对病人的配合表示感谢	6	未整理用物 未对病人宣教	2 4

输液泵的
使用

物品准备

项目	评分标准	得分	扣分标准	扣分
实施质量标准（70分）	9. 当输注完毕时，输液泵显示"输液量显示"键闪烁并报警，按压"开始/停止"键，再次核对，停止输液，快速拔针。关闭输液泵，切断电源	11	未及时消音 未核对 拔针方法不正确 未关闭输液泵 未关闭电源	2 2 3 2 2
	10. 取出输液管，协助病人取舒适卧位，整理床单位，感谢病人配合。关闭输液泵，切断电源	4	未帮助病人取舒适卧位 未整理床单位	2 2
	11. 对物品进行分类处理，洗手，记录	6	未分类处理物品 未洗手、记录	2 4
评价质量标准（10）	1. 程序正确，操作规范，动作熟练，注意安全		不熟练 顺序颠倒一次	2 2
	2. 沟通恰当，指导正确，观察反应，满足需要		沟通不恰当 不指导病人 指导不到位 不观察病人	2 4 3 3
	3. 时间10min（从接通电源到整理床单位完毕）		每超过1min	1
	4. 口述：输液微量泵使用的注意事项	10	少一项	2

实训二十　密闭式静脉输血

密闭式静脉
输血

项目	评分标准	得分	扣分标准	扣分
素质要求 (2分)	1. 报告姓名、操作项目，语言流畅，仪表大方，轻盈矫健	1	紧张、不自然、语言不流畅	1
	2. 衣帽整洁，着装符合要求	1	衣、帽、鞋不整洁	1
评估、计划质量标准 (30分)	1. 护士审核输血医嘱，打印输血执行单。护士双人核对医嘱与输血执行单（床号、姓名、住院号或病案号、医嘱时间、血液种类、血量、医生签名），持发血报告单与病历核对血型	4	未双人核对 核对内容不全 未核对病历	1 2 1
	2. 责任护士持发血报告单和输血执行单至床旁 ①向病人或家属解释输血目的 ②了解病人血型、输血史及过敏史 ③了解病人液体输入情况，确认液路通畅 ④评估病人穿刺部位皮肤及血管状况：查看皮肤完整性，有无红肿、硬结、皮疹等，了解静脉充盈度、管壁弹性，有无静脉炎等	7	未解释目的 未了解者血型、输血史及过敏史 未了解病人液体 评估缺项	1 1 1 4
	3. 洗手、戴口罩	3	未洗手 未戴口罩 操作者戴首饰	1 1 1
	4. 物品准备：一次性输血器2个，生理盐水，配发血报告单，输血卡，血液制品，手套两幅，其余用物同密闭式输液法	5	缺或多一种用物	1
	5. 治疗室进行双人三查八对 三查：查血液有效期、血液质量和输血装置是否完好 八对：指对床号、姓名、住院号、血型、交叉配血试验结果、血袋编号、血液种类和血量	11	未二人查对 三查八对少一项	3 1
实施质量标准 (68分)	1. 携用物至病人床旁，协助病人取舒适卧位；与另一位护士一起持病历、配发血报告单、医嘱执行单进行三查八对，核对内容同上无误后，双人在发血报告单上签名	11	未取舒适卧位 未持病历 未持配发血报告单 未持医嘱执行单 持进行三查八对 未签名	1 1 1 1 5 2
	2. 以手腕旋转动作将血袋中的血液轻轻摇匀，再次查对（内容为血液制品上信息与输血卡内容是否一致）	2	避免剧烈振荡，以防红细胞破坏	2
	3. 戴手套，打开血液制品帽，消毒2遍，将输血器针头从生理盐水袋上拔下，插入血液制品接头内（注意插入时血液制品要放平），缓慢将血液制品挂于输液架上，缓慢滴入	14	未戴手套 消毒方法不对 未将输血器针头从生理盐水袋上拔下 插入时未将血液制品要放平 未缓慢滴入	2 3 3 3 3

物品准备

项目	评分标准	得分	扣分标准	扣分
实施质量标准（68分）	4. 操作后查对：核对病人床号、姓名、腕带、性别、出生年月、住院号、血型、血液有效期、交叉配血试验结果以及保存血的外观	9	少一项	1
	5. 调节输血速度：输血开始第一个15min进行缓慢输送，速度大约为2ml/min（不超过20滴/分）。口述：观察15min后，如果未见不良反应迹象可根据医嘱调节输血速率，确保在4小时之内输完该血液。摘手套	9	滴速不合适 未口述 未摘手套	4 4 1
	6. 确认无误后在输血执行单记录输血开始时间，输血执行人签字。在配发血报告单上记录输血开始时间，执行人签字	2	输血执行单未签字 发血报告单未签字	1 1
	7. 协助病人取舒适卧位，整理床单位，将呼叫器置于病人伸手可及之处。告知病人或家属有关注意事项，嘱病人输血手臂不要剧烈运动，病人不要随意调节滴速，如感到不适，可随时使用呼叫器通知医护人员	6	未整理用物、床单位 未取舒适卧位 未嘱病人 嘱病人不全面	1 1 2 2
	8. 口述：输血过程中注意巡视观察病人有无输血反应，如发热反应、过敏反应、溶血反应等	2	未口述	2
	9. 输血完毕，戴手套更换生理盐水，再继续滴注生理盐水，直到将输血器内血液全部输入病人体内再拔针，并在发血报告单上记录输血结束时间	3	未更换生理盐水 拔针时间不对 未记录结束时间	1 1 1
	10. 协助病人取舒适卧位，整理床单位及用物，感谢病人及家属的配合	3	未取舒适卧位 未整理床单位及用物 未感谢配合	1 1 1
	11. 分类处理：将棉签、纱布、胶布、输血器去掉针头后等物品放入医疗垃圾桶内；剪下的针头等锐器物放入锐器收集器内；弯盘放在污染区待消毒；其他未污染物品放归原处 口述：输血袋放入黄色医疗垃圾袋中，冷藏保存，24小时内由护理人员或专门人员送至输血科	5	分类错误一项 未口述	1 2
	12. 按六步洗手法清洗双手；口述：在护理记录单上记录输血日期、时间、血型、血液种类、血量、血袋号、病人反应等，并签名	2	未洗手 未口述	1 1
评价质量标准	1. 沟通流畅有效，语言动作体现人性化关怀		沟通不恰当 未体现人文关怀	5 5
	2. 时间：10min		未按时完成	1

实训二十一　动脉血标本采集

动脉血标本
采集

项目	评分标准	得分	扣分标准	扣分
素质要求 (2分)	1. 报告姓名、操作项目，语言流畅，仪表大方，轻盈矫健	1	紧张、不自然、语言不流畅	1
	2. 衣帽整洁，着装符合要求	1	衣、帽、鞋不整洁或戴首饰	1
评估、计划质量标准 (23分)	1. 核对医嘱、评估环境 ①查看医嘱、化验单、标签，明确病人床号、姓名、病历号、检查项目双人核对无误 ②环境清洁、光线良好，温度适宜	2	核对检查不到位 未评估环境	1 1
	2. 评估 ①核对病人 ②评估体温、氧疗方式、呼吸机参数、吸氧浓度（如给氧方式发生改变，应在采血前等待至少20~30min，已达到稳定状态）、血压（血压过低或采血血管条件较差，应将针栓退至0刻度，缓慢抽拉采血）凝血功能是否正常 ③在化验单上标注体温、吸氧浓度	5	未严格核对 评估项目少一项扣0.5分 化验单注明项目不全	1 3 1
	3. 解释目的、取得配合 ①解释动脉采血的目的、操作程序、方法及注意事项 ②嘱病人平卧或静坐5min，帮助病人缓解紧张情绪，取得病人合作	2	解释不合理或不全 指导不到位	1 1
	4. 评估穿刺部位 ①评估穿刺部位皮肤、动脉搏动情况 ②穿刺部位有无创伤、手术、穿刺史、瘢痕、硬结、皮下血肿 ③易触及的动脉如桡动脉、股动脉等搏动是否明显 ④如桡动脉采血，做Allen试验	5	未评估穿刺部位皮肤及动脉搏动 评估穿刺部位不全 未评估动脉搏动 未做Allen试验或不正确	1 1 1 2
	5. 洗手、戴口罩	2	未洗手 未戴口罩	1 1
	6. 物品准备：消毒物品1套（>0.5%氯己定，纱布块，无菌棉签，棉球）、专用动脉血气针（内含凝胶针帽）2个、手套、锐器盒、冰袋或冰桶（如果无法在采血后30分钟内完成检测，应在0~4℃保存）弯盘、手消毒剂、检验单、笔，必要时备垫枕（口述）	7	缺或多一种用物	1
实施质量标准 (70分)	1. 定位穿刺点 ①携用物至病人床旁，核对病人床号、姓名、检查项目及腕带 ②协助其取舒适体位，腕关节下垫软枕 ③暴露穿刺部位，确定穿刺点位置（据腕横纹上一横指（1~2cm）、据手臂外侧0.5~1cm，以桡动脉搏动最明显处为穿刺点） ④嘱病人穿刺过程中勿动、放松，平静呼吸，避免影响检验结果	12	核对不全 核对错误 未安置舒适体位 定位错误 未叮嘱病人	3 2 2 3 2

物品准备

项目	评分标准	得分	扣分标准	扣分
实施质量标准（70分）	2. 穿刺采血 ①戴无菌手套，常规消毒穿刺部位（以穿刺点为中心，消毒范围直径≥8cm） ②打开血气针及无菌纱布备用，再次核对 ③操作者左手的示指与中指（消毒部位为第1、2指节掌面及双侧面）至少消毒两遍或遵循消毒剂使用说明，自然待干后方可穿刺 ④左手的示指与中指在穿刺部位确定动脉搏动后并固定 ⑤微移定位，示指不离开皮肤，右手持笔势持针 ⑥针头斜面向上逆血流方向与皮肤呈30°~45°角缓慢穿刺，见血后停止进针 ⑦动脉血自动顶入血气针内 ⑧待血液自动充盈至预设位置	24	消毒方法不正确 打开过程有污染 未再次核对 左手指消毒不合格 固定部位不正确 姿势不正确 进针角度不对 未抽出动脉血 穿刺不成功退针 采血剂量不合格	2 2 1 2 2 3 3 3 3 3
	3. 血标本处理 ①用无菌纱布或干棉签按压针眼处，迅速拔针 ②拔针后立即将针尖斜面刺入橡皮塞或凝胶针帽，以隔绝空气 ③将血气针轻轻转动，使血液与肝素充分混匀，如血标本中有气泡，翻转采血器，将纱布置于动脉采血器上端，轻推针栓，缓慢排出气泡 ④脱手套；再次核对后粘贴条形码立即送检	14	拔针手法不对 按压姿势不正确 拔针后未隔绝空气 未充分混匀 气泡处理不当 未脱手套 未贴条形码 未口述送检	2 3 2 2 2 1 1 1
	4. 部位按压 ①垂直按压穿刺部位3~5min至不出血为止 ②禁止环揉，以免穿刺部位局部出血或发生血肿	5	按压时间不足 穿刺部位出现血肿	2 3
	5. 健康教育 健康宣教：穿刺肢体避免过度用力，以免再次出血	2	健康教育不到位	2
	6. 采血后 ①协助病人取舒适卧位，整理用物，对病人的配合表示感谢 ②分类处理用物，未污染物品归原处 ③洗手，摘口罩 ④在治疗单签执行时间与全名 ⑤在护理记录单上记录抽血日期、时间、检查项目、吸入氧浓度、病人反应等，并签全名	13	未安置舒适卧位 整理用物不当 分类处理垃圾不合理 未洗手摘口罩 未签时间及姓名 记录项目不全	2 2 2 2 2 3
评价质量标准（5分）	1. 动作熟练、规范，与病人沟通自然，语言通俗易懂		不熟练 沟通不恰当 未按时完成	1 1 1
	2. 保护病人安全或职业防护		未保护病人安全或职业防护 未体现人文关怀	1 1
	3. 目的、知识要点及注意事项	5	少一条	1

实训二十二　经口、鼻吸痰法

经口、鼻
吸痰法

项目	评分标准	得分	扣分标准	扣分
素质要求 (2分)	1. 报告姓名、操作项目，语言流畅，仪表大方，轻盈矫健	1	紧张、不自然、语言不流畅	1
	2. 衣帽整洁，着装符合要求	1	衣、帽、鞋不整洁	1
评估、计划质量标准 (15分)	1. 评估：床旁核对解释，评估病人病情、意识、生命体征、血氧饱和度、鼻腔及口腔情况；为病人肺部听诊。口述：有义齿者取下，给予病人吸入高浓度氧气3～5min	6	未核对解释 未评估病人 听诊部位不正确 未评估鼻腔、口腔 未口述义齿 未口述吸氧	1 1 1 1 1 1
	2. 洗手、戴口罩	2	未洗手 未戴口罩	1 1
	3. 物品准备 ①电动吸引器或中心管道负压吸引装置（检查吸引器性能良好），必要时备插线板 ②治疗盘内放置：一次性使用吸痰包（内置：一次性使用带手套12～14号吸痰管数根、纱布若干、治疗碗、弯盘、治疗巾、镊子）、一次性手套 ③治疗盘外放置：听诊器、生理盐水、手消剂、弯盘、记录单、笔 ④治疗车下层放置污物桶	7	未检查吸引器性能 少备一物	1 1
实施质量标准 (83分)	1. 携用物至病人床旁，核对，向病人解释说明，指导病人操作过程中的配合方法	2	未核对解释 未指导配合	1 1
	2. 打开氧气流量表开关，插入鼻塞（鼻导管），给予高流量吸氧1～2min；将清洁干燥空瓶悬挂于病人床旁	2	未吸氧 未悬挂	1 1
	3. 接通电源，一手打开吸引器开关，一手封闭吸引器导管，再次检查吸引器性能是否良好、管道有无漏气等；调节负压	6	未检查吸引器性能及导管 未调节负压 压力调节不适宜	2 2 2
	4. 病人取合适体位，手消毒	4	体位不适宜 未手消毒	2 2
	5. 检查并打开生理盐水，冲洗瓶口，倒入治疗碗中，并注明开瓶时间	6	未检查生理盐水 未冲瓶口 未注明开瓶时间	2 2 2
	6. 检查并撕开吸痰管外包装前端，检查并打开手套外包装，一只手戴手套，取出吸痰管，将吸痰管与吸引导管（或导管上的玻璃接管）连接	5	未检查型号 污染	2 3
	7. 打开吸引器开关，在盛有生理盐水的治疗碗中试吸并湿润吸痰管	4	未试吸 未润滑	2 2

物品准备

续表

项目	评分标准	得分	扣分标准	扣分
实施质量标准（83 分）	8. 一手（未戴手套）反折吸痰管末端，另一手（戴手套或持镊子）夹住吸痰管前 1/3，将吸痰管插入口咽部	5	未封闭负压 动作粗暴	3 2
	9. 左手放松吸痰管末端，右手边吸引、边旋转、边上提、提拉痰管，吸净痰液，时间小于 15s	10	未保持负压 吸痰手法不正确 吸痰时间超时	3 3 4
	10. 吸痰管退出后，用生理盐水抽吸冲洗，以免堵塞吸痰管。弃去吸痰管及手套，将吸引器导管插入干燥瓶内	4	未吸引生理盐水 未放置导管	2 2
	11. 如需再次吸痰或更换吸痰部位，应重新更换吸痰管（与生理盐水）	6	未更换吸痰管 未更换生理盐水	3 3
	12. 吸痰时应当注意：经口腔吸痰时，应指导病人张口，鼓励咳嗽	4	未指导张口 未鼓励咳嗽	2 2
	13. 口腔吸痰有困难时，可由鼻腔插管到咽部、气管，将分泌物吸尽	2	未吸尽	2
	14. 为昏迷病人吸痰时，可使用压舌板或口咽气道；对有颅底骨折或鼻中隔弯曲的病人不宜从鼻腔吸引	4	未用压舌板 处理不当	2 2
	15. 吸痰过程中观察并口述病人面色、生命体征、血氧饱和度情况及吸出痰液的颜色和量	4	未观察 未口述	2 2
	16. 吸痰结束，用生理盐水将负压吸引导管冲洗干净，并上提负压吸引导管，使管内剩余液体全部被吸入贮液瓶中，关闭吸引器开关（如使用电动吸引器，应关闭电源开关）；取下吸痰管，弃于弯盘中；将吸引导管插入床旁干燥空瓶中	3	未吸引生理盐水 未放置导管	2 1
	17. 打开氧气流量表开关，再次为病人插入鼻塞（鼻导管），给予高流量吸氧 1～2min 后，关闭流量表（对吸痰前已吸氧的病人，应恢复至吸痰前的氧流量）	2	未口述	2
	18. 为病人擦净口鼻处污渍，检查并口述病人病情变化及呼吸困难改善情况，检查口腔鼻腔黏膜情况	3	未擦净 未检查 未口述	1 1 1
	19. 协助病人取舒适卧位，整理床单位；手消毒，为病人进行健康教育	3	未安置病人、未整理床单位 未手消毒	2 1
	20. 分类处理用物，口述：储液瓶不应超过 2/3 满，应及时倾倒	2	未分类处理用物 未口述	1 1
	21. 洗手，在护理记录单上记录吸痰的量、性状、颜色、黏稠度及病人反应，签字	2	未洗手 未完整记录	1 1
评价质量标准	1. 吸痰动作轻、稳，方法正确		动作粗暴，方法错误	2
	2. 指导正确，沟通恰当		指导不正确 沟通不恰当	1 1
	3. 时间 6min（从携用物至床旁开始至整理床单位结束）		超过 1min	1

实训二十三　经气管插管（气切）吸痰

吸痰法

项目	评分标准	得分	扣分标准	扣分
素质要求 (2分)	1. 报告姓名、操作项目，语言流畅，仪表大方，轻盈矫健	1	紧张、不自然、语言不流畅	1
	2. 衣帽整洁，着装符合要求	1	衣、帽、鞋不整洁	1
评估、计划质量标准 (14分)	1. 评估：床旁核对解释，评估病人病情、意识、生命体征、血氧饱和度、自理能力、合作能力；为病人肺部听诊；给予病人吸入高浓度氧气3~5min	5	未核对解释 未评估病人 听诊方法不正确 未口述吸氧	1 1 2 1
	2. 洗手、戴口罩	2	未洗手 未戴口罩	1 1
	3. 物品准备 ①电动吸引器或中心管道负压吸引装置（检查吸引器性能良好） ②治疗盘内放置：一次性使用吸痰包（内置：一次性使用带手套12~14号吸痰管数根，纱布若干、治疗碗、弯盘、治疗巾、镊子）、一次性手套 ③治疗盘外放置：听诊器、生理盐水、手消剂、弯盘、记录单、笔 ④治疗车下层放污物桶	7	未检查吸引器性能 少备一物	1 1
实施质量标准 (84分)	1. 携用物至病人床旁，核对，向病人解释说明，指导病人配合完成操作过程	2	未核对解释 未指导配合	1 1
	2. 戴一次性薄膜手套，检查病人气管切开处敷料情况，口述：套管固定牢固	2	未查敷料 未口述	1 1
	3. 接通电源，一手打开吸引器开关，一手封闭吸引器导管，再次检查吸引器性能是否良好、管道有无漏气等；调节负压	8	未检查吸引器性能及导管 未调节负压 压力调节不适宜	2 3 3
	4. 病人取舒适体位，手消毒	4	体位不适宜 未手消毒	2 2
	5. 打开一次性使用吸痰包，取出治疗巾，铺于病人颌下，放弯盘于口角旁；持镊子摆放包内物品，持镊子取下气管切开处覆盖湿纱，放于口角弯盘内	3	治疗巾放置不合理 弯盘放置不合理 未取下湿纱	1 1 1
	6. 检查生理盐水并打开，在治疗车弯盘处冲洗瓶口，适量倒入无菌包内治疗碗中，注明开瓶时间	6	未检查生理盐水 未冲瓶口 未注明开瓶时间	2 2 2
	7. 检查吸痰管型号适宜，打开吸痰管袋封口，右手戴一次性手套取出吸痰管，吸痰管与吸引器导管连接	5	未检查型号 污染	2 3
	8. 打开吸引器开关，在盛有生理盐水的治疗碗中试吸并湿润吸痰管	4	未试吸、润滑	4

物品准备

续表

项目	评分标准	得分	扣分标准	扣分
实施质量标准（84分）	9. 左手封闭负压，右手持吸痰管的前端，将吸痰管于气管切开处插入	6	未封闭负压 动作粗暴	4 2
	10. 左手打开负压，右手边吸引边旋转、提拉痰管，吸净气管内痰液，时间小于15s	11	未保持负压 吸痰手法不正确 吸痰时间超时	3 4 4
	11. 吸痰过程中观察并口述病人面色、生命体征、血氧饱和度情况及吸出痰液的颜色和量	4	未观察 未口述	2 2
	12. 吸痰结束，再吸引适量生理盐水，弃去吸痰管及手套，将吸引器导管插入干燥瓶内	6	未吸引生理盐水 未放置导管	4 2
	13. 口述：给予病人吸入高浓度氧气3~5min	2	未口述	2
	14. 为病人擦净污渍，检查并口述病人病情变化及呼吸困难改善情况	6	未擦净 未检查 未口述	2 2 2
	15. 手消毒，口述：为病人更换气切处敷料	2	未手消毒 未口述	1 1
	16. 再次为病人肺部听诊。口述：如有痰液，按上述步骤反复吸痰。直至肺部听诊清晰	6	听诊部位不正确 未口述	4 2
	17. 协助病人取舒适卧位，整理床单位；手消毒，为病人进行健康教育	3	未取舒适卧位 未整理床单位 未手消毒	1 1 1
	18. 分类处理用物，口述：储液瓶不应超过2/3满，应及时倾倒	2	未分类处理用物 未口述	1 1
	19. 洗手，在护理记录单上记录吸痰的量、性状、颜色、黏稠度及病人反应，签字	2	未洗手 未完整记录	1 1
评价质量标准	1. 吸痰动作轻、稳，方法正确		动作粗暴，方法错误	2
	2. 指导正确，沟通恰当		指导不正确 沟通不恰当	1 1
	3. 时间6min（从携用物至床旁开始至整理床单位结束）		超过1min	1

记录方法

经气管插管
（气切）吸痰
操作视频

实训二十四　心肺复苏技术

心肺复苏技术

项目	评分标准	得分	扣分标准	扣分
素质要求（2分）	1. 报告姓名、操作项目，语言流畅，仪表大方，轻盈矫健	1	紧张、不自然、语言不流畅	1
	2. 衣帽整洁，着装符合要求，抢救意识强	1	着装不符合要求	1
评估、计划质量标准（22分）	1. 物品准备 ①心肺复苏模拟人、诊察床（硬板床）、脚踏垫 ②治疗盘：人工呼吸膜（纱布）、纱布（用于清除口腔异物）、血压计、听诊器 ③手电筒、弯盘、抢救记录卡（单） ④治疗车、手消毒剂、医疗垃圾桶、生活垃圾桶	3	每多或少一项物品	1
	2. 确保现场对施救者和病人均是安全的	2	未评估	2
	3. 检查病人有无反应：轻拍病人双肩，对着病人双耳两侧大声呼叫病人	4	拍肩时力度不适宜 呼救声音不清晰	2 2
	4. 检查是否有呼吸（终末叹气应看作无呼吸），同时检查脉搏；5～10s完成	6	未检查呼吸 检查呼吸方法不对 未检查脉搏 检查脉搏方法不对	2 1 2 1
	5. 确认病人意识丧失，立即呼叫，启动应急反应系统。取得AED及急救设备（或请旁人帮忙获得）。看表计时（口述）	2	未呼叫或呼叫不全 未口述记录时间	1 1
	6. 确保病人仰卧在坚固的平坦表面上；去枕，头、颈、躯干在同一轴线上。双手放于身体两侧，身体无扭曲（口述）	5	未确定硬板床 未仰卧 未去枕 头、颈、躯干不在同一轴线 口述缺一项	1 1 1 1 1
实施质量标准（76分）	1. 在病人一侧，解开衣领、腰带，暴露病人胸腹部	3	未解开衣领 未解开腰带 未暴露胸部	1 1 1
	2. 确定按压部位：病人胸部中央，胸骨下半部	4	定位方法不正确 按压部位不正确	2 2
	3. 按压方法：手掌根部重叠，手指翘起，两臂伸直，使双肩位于双手的正上方，垂直向下用力快速按压	6	手掌未根部重叠 手指未翘起 两臂未伸直	2 2 2
	4. 按压深度5～6cm，按压频率100～120/min，而后迅速放松，使胸廓充分回弹，但手掌不可离开胸壁。反复进行，按压与放松比例：1∶1。尽量不要按压中断，中断时间控制在10s内	11	频率过快或过慢 按压力量不适宜 胸廓回弹不充分 手掌离开胸壁 按压与放松时间比错误 中断时间过长 按压时未观察胸廓	2 2 2 2 1 1 1

物品准备

胸外心脏按压

续表

项目	评分标准	得分	扣分标准	扣分
实施质量标准（76分）	5. 如有明确呼吸道分泌物，头偏向一侧清除呼吸道。如有义齿取下（口述）	8	未检查分泌物 头未偏向一侧 未清除口腔内异物 未口述取下义齿	2 2 2 2
	6. 仰头提颌法（怀疑病人头部或颈部损伤时使用推举下颌法），充分开放气道	6	未判断颈部损伤 开放气道方法不正确 开放气道不充分	2 2 2
	7. 口对口人工呼吸2次：用保持病人头后仰的手的拇指和示指捏住病人鼻孔，正常呼吸下，屏气，用口封罩住病人口唇，缓慢吹气，呼气时松开，送气时间为1s，使胸廓产生明显的隆起	8	未捏住鼻孔 未罩住口唇 送气时间过长或过短 送气量错误	2 2 2 2
	8. 吹气同时，观察胸廓情况	3	未观察胸廓	3
	9. 按压与人工呼吸之比为30∶2，连续5个循环	4	按压与人工呼吸之比错误 多或少于5个循环	2 2
	10. 操作5个循环后，判断并报告复苏效果 ·颈动脉恢复搏动 ·自主呼吸恢复 ·散大的瞳孔缩小，对光反射存在 ·收缩压大于60mmHg（体现测血压动作） ·面色、口唇、甲床和皮肤色泽转红 ·昏迷变浅，出现反射、挣扎或躁动	14	未判断颈动脉或方法错误 未判断呼吸或方法错误 未判断瞳孔或方法错误 未判断面色、口唇、甲床和皮肤 未测血压 测血压方法不正确 未判断意识	2 2 2 2 5 3 1
	11. 如已恢复，计时，进行进一步生命支持。（口述如颈动脉搏动及呼吸未恢复，继续上述操作5个循环后再次判断）	3	未计时 未进一步生命支持 未口述	1 1 1
	12. 安置病人	2	未妥善安置病人	2
	13. 整理用物，分类放置	2	未整理用物	2
	14. 六步洗手	1	未洗手或方法错误	1
	15. 记录病人病情变化和抢救情况；报告操作完毕（计时结束）	1	未记录或记录错误	1
评价质量标准	1. 抢救及时，程序正确，操作规范，动作迅速		动作缓慢 动作不熟练	1 1
	2. 注意保护病人安全和职业防护		未注意保护病人安全 未注意职业防护	1 1
	3. 按时完成（5min）		未按时完成	2

人工呼吸

心肺复苏技术
操作视频

实训二十五　马蹄形垫床上洗头法

马蹄形垫床
上洗头发

项目	评分标准	得分	扣分标准	扣分
素质要求 (2分)	1. 报告姓名、操作项目，语言流畅，仪表大方，轻盈矫健	1	紧张、不自然、语言不流畅	1
	2. 衣帽整洁，着装符合要求	1	衣、帽、鞋不整洁	1
评估、计划质量标准 (18分)	1. 评估：确认医嘱，查对床号、姓名、腕带。评估病情、洗发习惯、自理能力、头发状况、心理状态、配合程度 评估环境：温湿度适宜，酌情关闭门窗	8	未查对 未评估病人病情及头发状况 未估病人配合程度 解释不合理、不自然 未评估环境	2 1 1 2 2
	2. 洗手、戴口罩	3	未洗手 未戴口罩 操作者戴首饰	1 1 1
	3. 物品准备 ①治疗盘内：橡胶单、浴巾、毛巾、眼罩或纱布、别针、耳塞或棉球、洗发液，纸袋、量杯、小镜子 ②治疗盘外：马蹄形垫、热水筒（内盛40～45℃热水）、脸盆或污水桶，手消毒液。必要时备护肤霜、电吹风及屏风（口述）	7	缺或多一种用物	1
实施质量标准 (80分)	1. 携用物至病人床前，核对病人床号、姓名、腕带，并作好解释	4	未核对 解释不合理、态度欠妥	2 2
	2. 冬季关闭门窗，调节室温22～26℃，必要时使用屏风，按需给予便盆，放平床头，移开床旁桌椅	8	未关闭门窗 室温调节不合理 未放平床头 未移开床旁桌椅	2 2 2 2
	3. 铺小橡胶单和毛巾于枕上，松开衣领，衣领向内反折，将另一块毛巾围于病人颈部，用别针固定	8	铺法不对 衣领未反折 未围毛巾 固定不合理	2 2 2 2
	4. 协助病人仰卧，取舒适体位，上半身斜向床边，移枕于肩下	4	体位不舒适 未移枕	2 2
	5. 置马蹄形垫于病人后颈部，使病人颈部枕于马蹄形垫的突起处，头部置于水槽中。马蹄形垫下端置于脸盆或污水桶中	6	置马蹄形垫位置不对 头枕卧位置不对 下端未放置脸盆或污水桶	2 2 2
	6. 用棉球或耳塞塞好双耳，用纱布或眼罩遮盖双眼	4	未塞双耳 未遮盖双眼	2 2
	7. 先用少许热水放于病人头部试温，询问病人感觉，确定水温后，充分湿润头发	6	未试水温 未询问 湿润头发不彻底	2 2 2
	8. 倒适量洗发液于手掌，涂遍头发，用手指指腹揉搓头发，从发际到发顶，到两侧，再轻轻将病人头部侧向一边，揉搓后枕部。如此反复揉搓和冲洗，直到干净为止	10	洗发液的量太多或太少 揉搓不轻柔 揉搓顺序不正确 未冲净头发	4 2 2 2

物品准备

续表

项目	评分标准	得分	扣分标准	扣分
实施质量标准（80分）	9. 洗发毕，解下颈部毛巾包住头发并擦干	4	未解毛巾 未擦干头发	2 2
	10. 取下眼罩，取出耳道内的棉球或耳塞	4	未取下眼罩 未取下棉球或耳塞	2 2
	11. 撤去马蹄形垫，并将枕头从病人肩下移到病人头下，协助平卧	6	未撤马蹄形垫 未移枕 未协助病人平卧	2 2 2
	12. 解下包头的毛巾，梳顺头发，散开于枕上，必要时用电吹风吹干头发，待干后梳理发型，脱落的头发置于纸袋	6	未梳顺头发 未处理脱落的头发 梳发动作不柔和	2 2 2
	13. 撤去枕头上的小橡胶单和毛巾，协助病人取舒适卧位	4	未撤用物 未安置病人	2 2
	14. 整理床单位，清理用物	4	未整理床单位 未分类整理物品	2 2
	15. 洗手，记录	2	未洗手 未记录	1 1
评价质量标准	1. 程序正确，操作规范，动作熟练，保护病人隐私，体现人文关怀		不熟练 顺序颠倒一次	2 2
	2. 沟通恰当，指导正确，观察反应，满足需要		沟通不恰当 指导不到位 不观察病人	2 2 3
	3. 时间15min（从携用物至床旁到整理床单位完毕）		每超过1min	1

实训二十六　床上擦浴

床上擦浴

项目	评分标准	得分	扣分标准	扣分
素质要求 (2分)	1. 报告姓名、操作项目，语言流畅，仪表大方，轻盈矫健	1	紧张、不自然、语言不流畅	1
	2. 衣帽整洁，着装符合要求	1	衣、帽、鞋不整洁	1
评估、计划质量标准 (18分)	1. 评估：确认医嘱，查对床号、姓名、腕带。评估病人病情、个人沐浴习惯、自理能力、心理反应、合作程度、皮肤状况。 评估环境：温湿度适宜，酌情关闭门窗	5	未查对 未评估病人病情及自理能力 未评估皮肤状况 解释不合理、不自然 未评估环境	1 1 1 1 1
	2. 洗手、戴口罩	3	未洗手 未戴口罩 操作者戴首饰	1 1 1
	3. 物品准备 ①治疗盘内放置：治疗盘内备浴巾1条、毛巾2条、治疗巾及小橡胶单各1、一次性手套、弯盘、浴皂或沐浴露、指甲刀、梳子、50%乙醇、爽身粉 ②治疗盘外放置：脸盆、水壶（盛50~52℃热水）、清洁衣裤和被单、手消毒液 ③治疗车下层放置：便盆及便盆巾、水桶（盛污水用）、屏风、生活垃圾桶、医用垃圾桶	10	缺或多一种用物	1
实施质量标准 (80分)	1. 携用物至病人床前，核对病人床号、姓名、腕带，并作好解释，以取得病人合作	4	未核对 解释不合理、态度欠妥	2 2
	2. 关好门窗，调节室温22~26℃，用屏风遮挡病人，按需给便盆	6	未关闭门窗 调节室温不合适 未用屏风遮挡病人	2 2 2
	3. 放平床头及床尾，放下床档，取舒适卧位，松开床尾盖被	5	未调整床及床档 未取舒适卧位	3 2
	4. 将面盆放于床旁桌上，倒入热水2/3满，测试水温	4	热水量不合适 未测试水温	2 2
	5. 擦洗面颊：将微湿小毛巾叠成手套状，为病人洗脸及颈部。擦洗眼部：由内眦洗向外眦，洗完一侧再洗另一侧。擦洗脸、鼻、颈部：擦洗顺序为前额、颊部、鼻翼、人中、下颌、耳后、颈部。同法擦另一侧	9	叠毛巾方法不对 擦洗眼部方法不对 擦洗顺序不对 未擦另一侧	1 2 2 4
	6. 擦洗上肢：为病人脱下上衣，铺浴巾于一侧手臂下面。先用涂沐浴液的小毛巾由远心端向近心端擦洗，再用湿毛巾拭去溶液，直至无浴液为止。最后用大浴巾边按摩边擦干。同法擦另一侧	10	脱衣方法不正确 擦洗方法不正确 未按摩 未擦干 未擦另一侧	2 2 1 1 4

物品准备

续表

项目	评分标准	得分	扣分标准	扣分
实施质量标准（80分）	7. 擦洗胸腹：换水，将大毛巾铺于胸腹部。先擦胸部，再擦洗腹部。方法同上肢，擦时，一手略掀起大毛巾。腹部以脐为中心，顺结肠走向擦洗	6	未换水 未铺大毛巾 擦洗方法不正确 擦洗顺序不对	1 1 2 2
	8. 擦洗背部：翻身侧卧，依次擦后颈、背部、臀部	4	翻身方法不对 擦洗顺序不对	2 2
	9. 换清洁上衣，协助病人平卧	4	未更衣 未躺卧舒适	2 2
	10. 擦洗下肢：换水并调好水温，脱下病人裤子并用毛巾覆盖。将浴巾铺于擦洗部位下面，露出近侧下肢，依次擦洗踝部、小腿、膝部、大腿、髋部，洗净后擦干。同法擦另一侧	10	未换水 未覆盖下肢 擦洗顺序不对 擦洗方法不正确 未擦洗另一侧	1 1 2 2 4
	11. 清洁双足：将盆移于病人足下，盆下先铺好浴巾，病人屈膝，将双脚同时或先后移入盆内，清洗足部及趾部，取走足盆，两脚放于浴巾上，擦干	4	未铺浴巾 清洗不舒适 未擦干	1 2 1
	12. 清洗会阴：换水、盆和毛巾，协助病人清洗会阴部，不能自行清洗者，由护士完成	4	未换用物 清洗方法不舒适	2 2
	13. 换上清洁裤子，根据需要修剪指（趾）甲，梳发	2	未更换衣裤 未梳发	1 1
	14. 安置病人躺卧舒适，整理床单位，清理用物	6	未安置病人 未整理床单位及用物	2 4
	15. 洗手，记录	2	未洗手、未记录	2
评价质量标准	1. 程序正确，操作规范，动作熟练，注意安全，保护病人隐私，体现人文关怀		不熟练 顺序颠倒一次	2 2
	2. 沟通恰当，观察反应，满足需要		沟通不恰当 不观察病人	2 3
	3. 时间10min（从携用物至床旁到整理床单位完毕）		每超过1min	1

实训二十七 轴线翻身法

轴线翻身法

项目	评分标准	得分	扣分标准	扣分
素质要求 (2分)	1. 报告姓名、操作项目，语言流畅，仪表大方，轻盈矫健	1	紧张、不自然、语言不流畅	1
	2. 衣帽整洁，着装符合要求	1	衣、帽、鞋不整洁	1
评估、计划质量标准 (14分)	1. 评估：确认医嘱，查对床号、姓名、腕带。评估病情、意识状态、自理能力、皮肤状况、伤口包扎情况，各种管路是否通畅、妥善固定，是否有颅骨牵引、脊柱损伤、脊椎手术、髋关节手术。 评估环境：温湿度适宜，光线充足，酌情关闭门窗	9	未查对 未评估病人病情及意识、自理情况 未评估手术及伤口情况 未评估引流情况	2 3 2 2
	2. 洗手、戴口罩	3	未洗手 未戴口罩 操作者戴首饰	1 1 1
	3. 物品准备：记录单、笔，视病情准备好枕头	2	缺或多一种用物	1
实施质量标准 (84分)	1. 携用物至病人床前，核对病人床号、姓名、腕带，并作好解释，以取得病人合作	4	未核对 解释不合理、态度欠妥	2 2
	2. 移开床旁桌、椅，拉起对侧护栏	2	未移开床旁桌、椅 未拉起对侧护栏	1 1
	3. 将床向外推至合适位置，取下床头。固定床闸	4	未固定床闸	2
	4. 将病人双手置于胸前	2	未将病人双手置于胸前	2
	5. 一护士固定病人头部，沿纵轴向上略加牵引，另一护士移去枕头，第三名护士松开被尾，注意保暖及保护病人隐私。将各种导管及输液装置安置妥当，必要时将盖被折叠至床尾或一侧	5	三个护士站位错误 配合不默契 输液装置未安置妥当	2 2 1
	6. 第一名护士在床头固定病人头部，沿纵轴向上略加牵引，使头、颈随躯干一起缓慢移动。第二名护士将双手分别置于肩部、背部。第三名护士将双手分别置于腰部、臀部，使头、颈、肩、腰、髋保持在同一水平线上	6	第一个护士方法错误 第二个护士方法错误 第三个护士方法错误	2 2 2
	7. 一人喊口号，三人同时将病人缓慢平移至操作者同侧床旁	9	未喊口号 三人未同时搬病人 未平移病人	3 3 3
	8. 头颈随躯干一起缓慢移动，转至侧卧位，角度不超过60°。（如病人无颈椎损伤时，可由两位护士完成轴线翻身，省去固定病人头部的护士）	8	头颈躯干未同时移动 角度超过60°	4 4
	9. 检查背部皮肤，口述：必要时进行背部护理	2	未检查背部皮肤 未口述	1 1

项目	评分标准	得分	扣分标准	扣分
实施质量标准（84分）	10. 一软枕放于病人背部支持身体；另一软枕放于两膝之间并使双膝呈自然弯曲状，检查并安置病人肢体关节处于功能位置；保持头部牵引，垫好头部枕头	9	背部软枕放置不合适 两膝软枕放置不合适 关节未处于功能位 头部软枕放置不合适	3 2 1 3
	11. 观察伤口，检查各种引流管及输液装置是否通畅并固定	4	未观察伤口 未检查各种管路是否通畅并固定	1 3
	12. 盖好盖被，整理床单位，询问病人卧位是否舒适，并感谢病人的合作	6	未盖好盖被 未整理床单位 未躺卧舒适	2 2 2
	13. 拉好近侧床档，装好床头	4	未拉好近侧床档 未装好床头	2 2
	14. 床归原位，固定。移回床旁桌椅	4	床未归原位、未固定 未移回床旁桌椅	2 2
	15. 操作后查对病人、指导病人	4	操作后未查对病人 未指导病人	2 2
	16. 洗手、摘口罩	2	未洗手 未摘口罩	1 1
	17. 在护理记录单上记录翻身日期、时间、受压部位皮肤情况、病人的反应等，并签全名	9	未记录 记录不全 未签名	3 3 3
评价质量标准	1. 程序正确，操作规范，动作熟练，注意安全		不熟练 顺序颠倒一次	2 2
	2. 关爱病人，注意保暖		不关爱病人	4
	3. 沟通恰当，指导正确，观察反应，满足需要		沟通不恰当 不指导病人 指导不到位 不观察病人	2 5 3 3
	4. 时间7min（从携用物至床旁到整理床单位完毕）		每超过1min	1

实训二十八　压缩式高压泵雾化吸入法

压缩式高压泵
雾化吸入法

项目	评分标准	得分	扣分标准	扣分
素质要求 (2分)	1. 报告姓名、操作项目，语言流畅，仪表大方，轻盈矫健	1	紧张、不自然、语言不流畅	1
	2. 衣帽整洁，着装符合要求	1	衣、帽、鞋不整洁	1
评估、计划质量标准 (28分)	1. 查看医嘱，了解病人目前状况，尤其是呼吸系统情况，有无呼吸道感染以及咳嗽、咳痰等情况	5	未查看医嘱 了解病人目前状况不全面	2 3
	2. 向病人解释压缩式高压泵雾化吸入的目的、方法、注意事项和配合要点，取得病人的合作	5	解释不合理或不到位	5
	3. 评估病人 ①心理状态以及自理能力 ②既往有无雾化吸入经历 ③用药史、过敏史 ④是否接受过类似治疗 ⑤是否紧张 ⑥是否懂得利用呼吸动作进行雾化等	6	缺少一项扣1分	6
	4. 评估病人面部及口腔黏膜有无感染、溃疡等	4	评估不全或未评估	4
	5. 洗手、戴口罩	3	未洗手 未戴口罩 操作者戴首饰	1 1 1
	6. 物品准备：高压雾化吸入器1台，一次性雾化器或一次性雾化面罩，药物，生理盐水，无菌棉签，纱布，75%乙醇，砂轮，弯盘，一次性10ml注射器一个，治疗巾或病人的毛巾，必要时备电源插座	5	缺或多一种用物扣1分	5
实施质量标准 (60分)	1. 检查雾化器 ①各部件是否完好 ②有无松动 ③脱落等异常情况	5	未查各部件是否完好 未查有无松动 未查脱落等异常情况	3 1 1
	2. 连接检查 ①将一次性雾化器与高压泵连接 ②检查整套装置是否完好，备用	5	连接不正确 未检查	3 2
	3. 核对药液	5	核对不全或未核对	5
	4. 抽吸加药 ①按正确方法抽吸药液 ②注入雾化器药杯内	5	未按正确方法抽吸药液 未注入雾化器药杯内	2 3

物品准备

续表

项目	评分标准	得分	扣分标准	扣分
实施质量标准（60分）	5. 床旁病人准备 ①携用物到病人床旁，呼应式核对床号、姓名、出生年月 ②核对所用的药物 ③协助病人取舒适体位，并将治疗巾置颌下 ④指导病人学会口吸气、鼻呼气的方法	10	核对信息不到位 核对药物不到位 未安置舒适体位 未在颌下铺治疗巾 未指导病人	3 1 1 1 4
	6. 雾化治疗 ①接通电源，打开电源开关 ②气雾喷出时协助病人将口含嘴放入口中指导病人正确呼吸 ③并告知病人在雾化吸入过程中如有不适（胸闷、憋气）及时通知医护人员	10	未接通电源、开开关 方法不正确 未告知或告知不全	3 4 3
	7. 治疗完毕 ①取下口含嘴（或面罩） ②先关雾化开关，再关电源开关 ③擦干病人面部，协助病人漱口，协助取舒适体位，整理床单位，感谢病人配合 ④观察病人雾化后的效果（必要时协助排痰） ⑤分类清理用物：雾化器（温水清洗晾干，一人一套）、弯盘放入污染区待消毒，高压泵用乙醇纱布擦拭 ⑥清洗双手；在治疗单签执行时间与全名；在护理单上记录操作日期、时间、所用药物名称、剂量、浓度及病人反应，并签名	20	未及时取下 未及时关闭或顺序颠倒 病人处理不得当 未观察效果 分类处理用物不合理 未洗手 记录不全	2 2 4 2 4 2 4
评价质量标准（10分）	1. 规范熟练 ①程序正确，操作规范，动作熟练 ②保护病人安全和进行职业防护	5	不熟练 未保护病人安全或未进行职业防护	2 3
	2. 护患沟通 ①态度和蔼，自然真切，没有表演痕迹 ②沟通有效、体现人文关怀	5	沟通不恰当 未体现人文关怀	3 2
	3. 时间：8min		未按时完成	1

实训二十九　氧气高压雾化吸入法

氧气高压雾化
吸入法

项目	评分标准	得分	扣分标准	扣分
素质要求 (2分)	1. 报告姓名、操作项目，语言流畅，仪表大方，轻盈矫健	1	紧张、不自然、语言不流畅	1
	2. 衣帽整洁，着装符合要求	1	衣、帽、鞋不整洁	1
评估、计划质量标准 (28分)	1. 查看医嘱，了解病人目前状况，尤其是呼吸系统情况，有无呼吸道感染以及咳嗽、咳痰等情况	5	未查看医嘱 了解病人目前状况不全面	2 3
	2. 向病人解释氧气雾化吸入的目的、方法、注意事项和配合要点，取得病人的合作	5	解释不合理或不到位	5
	3. 评估病人 ①心理状态以及自理能力 ②既往有无雾化吸入经历 ③用药史、过敏史 ④是否接受过类似治疗 ⑤是否紧张 ⑥是否懂得利用呼吸动作进行雾化等	6	缺少一项扣1分	6
	4. 评估病人面部及口腔黏膜有无感染、溃疡等	4	评估不全或未评估	4
	5. 洗手、戴口罩	3	未洗手 未戴口罩 操作者戴首饰	1 1 1
	6. 物品准备：雾化吸入装置一套、氧气装置1套、弯盘、药物、无菌棉签、砂轮、75%乙醇、生理盐水、注射器、治疗巾或病人的毛巾	5	缺或多一种用物	5
实施质量标准 (60分)	1. 检查氧气雾化装置 ①各部件是否完好 ②有无松动 ③脱落等异常情况	5	未查各部件是否完好 未查有无松动 未查脱落等异常情况	3 1 1
	2. 核对药液，将药液稀释至5ml	5	核对不全或未核对 未准备或未稀释药液	3 2
	3. 床旁病人准备 ①携用物到病人床旁，核对床号、姓名、出生年月 ②所用的药物 ③协助病人取舒适体位，并将治疗巾置颌下 ④指导病人学会口吸气、鼻呼气的方法	10	核对信息不到位 核对药物不到位 未安置舒适体位 未在颌下铺治疗巾 未指导病人	3 1 1 1 4
	4. 安装氧气装置，将雾化器与氧气装置连接，检查是否漏气。将药液加入到雾化装置的药杯内，调节氧气流量6~8L/min	10	未正确安装或检查不到位 氧流量调节不对	5 5

物品准备

项目	评分标准	得分	扣分标准	扣分
实施质量标准（60分）	5. 雾化治疗 ①指导病人手持雾化器 ②将口含嘴放入口中（或戴上面罩） ③均匀地用口吸气、用鼻呼气 ④观察病人对雾量是否耐受 ⑤必要时给予适当的调整 ⑥告知病人雾化吸入过程中，如有不适（胸闷、憋气、剧烈咳嗽），及时通知医护人员	10	指导方法不正确 未告知或告知不全	5 5
	6. 治疗完毕 ①取下口含嘴（或面罩） ②关闭氧流量开关 ③擦干病人面部，协助病人漱口，协助取舒适体位，整理床单位，感谢病人配合 ④观察病人雾化后的效果（必要时协助排痰） ⑤分类清理用物：一次性雾化器放入医疗垃圾桶内，弯盘放入污染区待消毒 ⑥清洗双手；在治疗单签执行时间与全名；在护理单上记录操作日期、时间、所用药物名称、剂量、浓度及病人反应，并签名	20	未及时取下 未及时关闭 病人处理不得当 未观察效果 分类处理用物不合理 未洗手 记录不全	2 2 4 2 4 2 4
评价质量标准（10分）	1. 规范熟练 ①程序正确，操作规范，动作熟练 ②保护病人安全和进行职业防护	5	不熟练 未保护病人安全或未进行职业防护	2 3
	2. 护患沟通 ①态度和蔼，自然真切，没有表演痕迹 ②沟通有效、体现人文关怀	5	沟通不恰当 未体现人文关怀	3 2
	3. 时间：8min		未按时完成	1

参 考 文 献

［1］于素伟．河北省医学教育护理学专业基本技能操作项目及考核评分标准［M］．保定：
河北大学出版社，2018．

［2］李小寒，尚少梅．基础护理学［M］．北京：人民卫生出版社，2017．

［3］中华医学会呼吸道学会呼吸治疗学组．成人气道分泌物的吸引专家共识［J］．中华结
核和呼吸杂志，2014，37（11）：809－811．